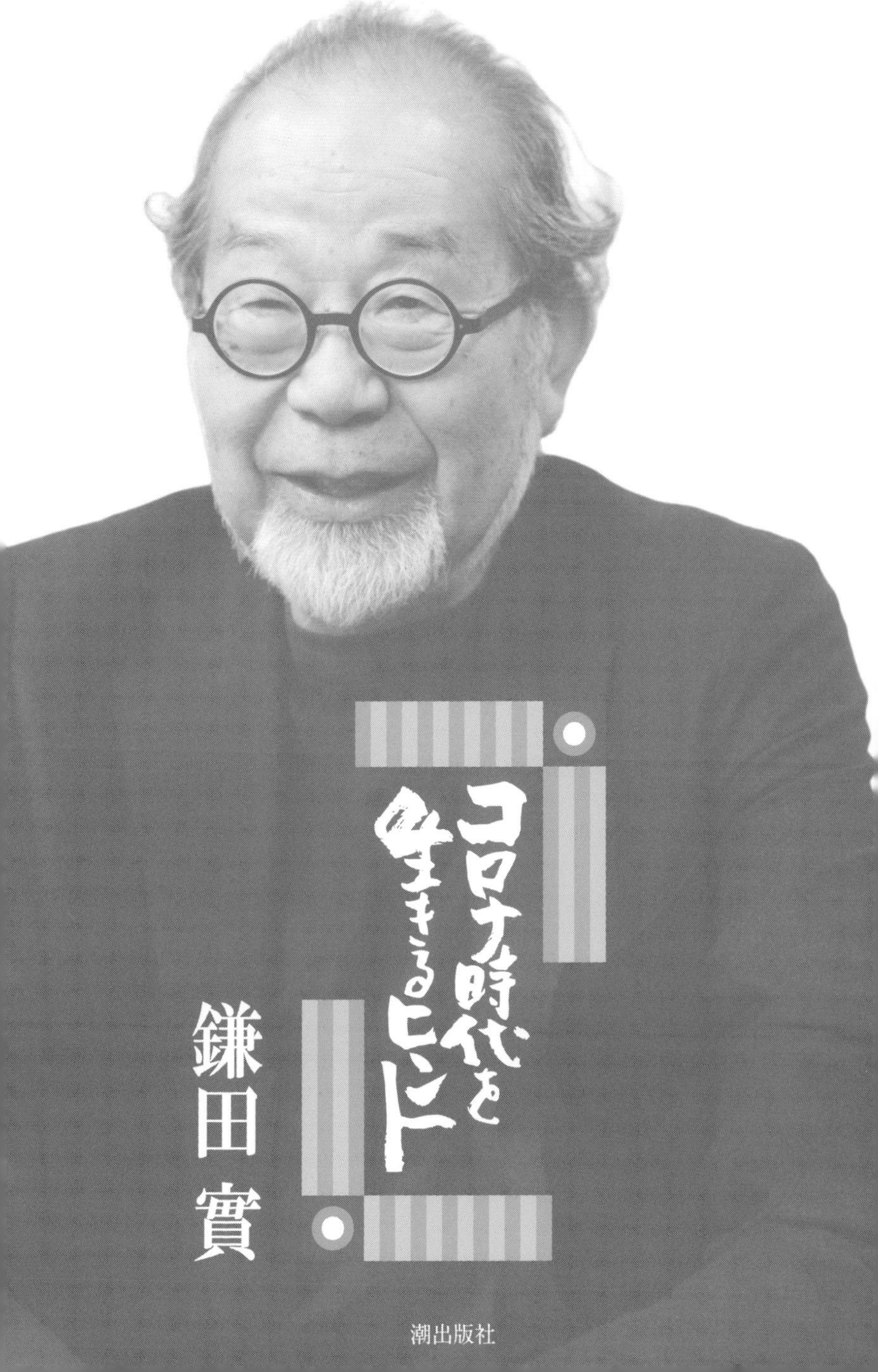

コロナ時代を生きるヒント

鎌田實

潮出版社

コロナ時代を生きるヒント

はじめに

まるごと一冊「死」について書きたいと思った。死のことを書きながら、常に「いのち」の境界線に視線を向け、いまを生きるヒントを探しつづけた。

この本の取材のために、新しい看取《みと》りの場所とされるホームホスピスを訪ねた。

たくさんの人の死を看取ってきた緩和ケアの専門医が末期がんになり、どのように「死」と向き合っているのかを聞きに行った。

被災地でなぜ幽霊が出るのか、幽霊が出ることの意味はなんなのか、など「死」の周辺についても取材した。

ユタやノロが再注目されていると聞いて、シャーマニズムの存在意義を問うため、沖縄にも行った。

ターミナルケアについて研究しているカール・ベッカー教授とも語り合った。

日本中を歩いて、たくさんの学びがあった。

二〇年前に『がんばらない』（集英社）という本を書いて、たくさんの人に読んでもらった。二回にわたって、テレビドラマにもなった。この本にも「死」があふれていた。主人公たちが次々に死んでいった。

どんなにたくさんの「死」に関わっても、死には疑問がある。これでよかったのだろうかと、不安がつきまとう。

この二〇年間の「死」に対する自分なりのアンサーをここに書き綴《つづ》ってきたつもりだ。

「生」と「死」は、明確に線引きできるものではない。それらの間には、何かクッションのようなものが存在しているのではないか。近ごろ、そう考えるようになった。

人生もそうだ。すべての人がより幸福に生きていくためには、「〇＝正解」と「×＝不正解」といった二つの選択肢だけでは足りない。無数の「△＝別解」のなかから、「〇に近い△」を見つけていくことが大切だと思っている。

「生」と「死」の間にあるクッションのようなものは、この「△」という記号にも置き換えられる。もしかしたら、無数の「△」のなかに、僕たちが豊かに生きるヒントが転がっているかもしれない。本書は、この「△」の実像に迫る試みだ。

僕自身は、いつか「死」がくることを納得しながら生きている。もちろん、どこまでも生きることを諦めていない。最後まで全力で「生」をまっとうするつもりだ。

生きている限りは、ピンピンと元気で、好きなことをやっていたい。もっといえば、わずかでもいいから誰かの役に立ちたいと思っている。

そしてその時がきたら、ヒラリとあの世に逝けたらいいなと思っている。ピンピンコロリ（ＰＰＫ）ならぬ、ピンピンヒラリ（ＰＰＨ）。僕の造語だ。コロリだとなんだかゴキブリコロリみたいでカッコ悪い。痛がったり苦しんだりせずに、家族に手をかけることもなくヒラリと身をかわすように逝く。

元気な七十歳の平均余命は男性が二三年、女性が二九年というデータがある。つまり、七十歳の時点で健康な人は、男性は九十三歳まで、女性は九十九歳まで生きる確率が高いというわけだ。となれば、なおさら最後の最後まで豊かな人生を送りたい。

僕には目標がたくさんある。八十歳になってもイラクの難民キャンプに行きたい。九十歳になっても劇場や映画館、ジャズのライブハウスに足を運びたい。そして、九十三歳になっても外に美味しい物を食べに行きたいし、日帰り温泉やスキーも楽しみたい。

日本人は自分らしく「生」をまっとうしたいと願いながらも、「死」についてはやみくもに恐れて、なるべく遠ざけようとする。そして、いざ「死」に向き合わなければならなくなった時には、人任せにしてしまう。「生」と「死」が表裏一体であることに、薄々気づきながら、誰もが「死」だけを直視しないようにしてきてしまった。いまからでも遅くないと思って「死」の本を書くことに決めた。

いま、日本社会は「多死《たし》時代」に突入しつつある。高齢化によって死者数は年々増加していて、一九九五年には約九五万人だったのが、現在は約一三六万人となり、二〇三五年には一六五万人に達すると言われているのだ。

それにもかかわらず、日本人の多くは自分自身の命に対して曖昧《あいまい》な対応をしている。少なくとも、僕にはそう見える。

しかし、二〇二〇年の人類は、新型コロナウイルス感染症（ＣＯＶＩＤ－19）によって、誰もが否応《いやおう》なく「死」を直視せざるを得なくなった。わずか半年前に、新たな感染症のこれほどまでの世界的な流行を、いったい誰が予想したことだろう。

新型コロナによる「死」はとても残酷だ。

志村けんさんや岡江久美子《くみこ》さんをはじめ、新型コロナで亡《な》くなった方々は、最期《さいご》の瞬間に家族と面会することさえできなかった。火葬にすら立ち会ってもらえなかった。

感染拡大を防止するためにやむを得ない処置とはいえ、大切な家族に対して語り残しておきたいことがあったはずだ。遺《のこ》された側も、やり切れないに決まっている。

新型コロナが僕たちに突き付けたこと。それは、いつ誰が亡くなってもおかしくないということだ。亡くなるのは、自分自身かもしれないし、大切な人かもしれない。感染リスクがいくら低くとも、重症化リスクがどれだけ小さくとも、新型コロナが未知のウイルスである限り、それらはゼロ%とは言い切れない。

まさに、僕たちは否応なく「死」を直視せざるを得なくなったのだ。

だからこそ、僕たちはいつまでも新型コロナ以前のように「死」を遠ざけていてはいけない。「ビヨンド・コロナ（コロナを越える）」を意識して、「生」をまっとうしたいと願うのと同じように、いまこそ「死」に向き合わなければならないのだ。

僕は、コロナとの闘いには三段階あると考えている。たとえば緊急事態宣言中など、厳しい戦いを強《し》いられている状態を「オン・コロナ」。徐々に感染者は減っているがゼロにならない状態を「ウィズ・コロナ」、そして、感染者がほぼ発生しなくなり、たまに散発する程度を「アフター・コロナ」。

僕は、この三段階を経るなかで、常に「ビヨンド・コロナ」を意識するようにしている。すなわち、コロナを越えて、自分たちの考え方や行動をいかに変えていくべきか。社会を、コロナ前に戻すのではなく、より良い社会に変えていこうという意識だ。

いま介護施設にいるお年寄りたちの命がコロナの蔓延で危機に瀕《ひん》している。

介護施設は感染症にどうしても弱いところがある。欧米の死亡者の半分は介護施設の入所者だといわれている。医療崩壊も怖いのだが、じつは介護崩壊はもっと恐ろしいのだ。

ぼくは、この介護を受けているお年寄りたちが、最後まで命をまっとうできるようにしたいと思い、全力投球で支援を続けている。

長年の友人である歌手のさだまさしさんと一緒にやっている公益財団法人「風に立つライオン基金」で、約二〇〇〇万円のお金を使って、コロナ最前線にマスクやガウンを届ける活動を始めた。

介護施設には、医師や看護師を派遣し、感染対策についてレクチャーをおこない、その後もオンラインで、質問に答えたり、必要な防護用品を送ったりしている。常につらい状況にある人々の声を拾い上げ、手を差し伸べていくことが大切だと思っている。

危機のただなかにある「いま」が大切だ。この苦しい時に他者の命も大切にする。そうすることで、コロナ後の社会はもっと落ち着きがあって、一人ひとりが丁寧に「生」と「死」を営《いとな》める社会になるのではないだろうか。

この本をつくる旅には常に、担当編集者の末永英智氏が同行してくれた。彼と旅の途中でよく話し合った。「死」から逃げるのではなく、「死」にスポットライトを当てながら、「生」の大切さや生きるヒントが見えてくるような本ができたらいいな、と。

装丁を、画家でありデザイナーの原田泰治氏にお願いした。「たいちゃん」「かまちゃん」

と呼び合う兄弟のような付き合いをさせてもらっている。でも、甘えすぎはいけないと自重してきた。

今回は自分にとって特別な本と思い、甘えることにした。

素晴らしい人、デザイン。泰治さんに心から感謝します。

世界がパンデミックによって疲《ひ》弊《へい》し、窒息しかかっている。そんなとき、コロナを越えて、新しい世界観や考え方、生き方を模索できれば、この困難も意味があったと思えるはず。

本書が、コロナ時代を生きるヒントになれば幸いです。

鎌田 實

コロナ時代を生きるヒント　目次

題字・装丁　原田泰治
カバー写真　富本真之
目次・章扉デザイン　佐野佳子（Malpu Design）
本文ＤＴＰ　スタンドオフ

第1章

豊かな「死」とはなにか

「死」のそばに立つ仕事

「死」は決して怖いものではない。しかし、最近の日本人は「死」をやみくもに恐れ、遠ざけ、考えないようにしてきた。患者自身が自己決定しない、あるいはできないために、望んでいない延命治療につながってしまうことも多い。

考えないがゆえに、残酷な「死」や、悲惨な「死」を増やしてきた可能性がある。そして、残酷で悲惨な「死」を見た人々は、さらに「死」を恐れ、遠ざけ、考えないようになる。いまの日本社会にはそんな悪循環があるように思う。

二〇一八年十二月、僕は鳥取県の野の花診療所を訪ね、院長の徳永進先生と「死」について語り合った。

徳永先生が、鳥取市内に野の花診療所を開設されたのは二〇〇一年。翌年から在宅ホスピス（緩和ケア）をスタートし、現在は診療所の活動の中心に据《す》えている。

以前は鳥取赤十字病院の勤務医だった先生は、どうして野の花診療所をつくることにしたのだろうか。はじめにそのことを尋ねると、徳永先生はこんな話をしてくれた。

「昔から『死』にすごく興味があったんです。『死』というとなんとなく『悲しいもの』『寂しいもの』と連想しがちですが、実際にはいろんな『死』の形がある。

自分に何ができるかはわからなかったけど、高校生のころから『死』のそばに立つ仕事がしたいと思っていたんです。それが一番のきっかけですね」

十代のころから「死」に興味を持っていたとは、どうやら少し風変わりな高校生だったようだ。

徳永先生は、その後、京都大学医学部に進学する。医師になるための国家試験の面接で、言葉にしないままでも「医者にならせてくれたら、必死に働く」と試験官に目で訴えたことを、いまでもはっきりと覚えているそうだ。

実は、僕と徳永先生は同じ一九四八年生まれ。一発目の試験で合格した徳永先生に対して、僕の場合は最初の試験が不合格で、半年後の試験でなんとか合格した。当時は年に二度試験があったのだ。

僕も徳永先生と少し似ているところがあって、二度目の試験で合格できたのは、面接官が「勉強はできなくても人のために頑張れよ」と思ってくれたからじゃないかと推察している。

僕がこの話をすると、徳永先生はこんなふうに言って無邪気に笑った。

「私は大学受験で一年浪人しているので、おあいこですね。要するに、私たちは出来が悪かったわけだ（笑）」

僕と徳永先生が似ていると思うことがもう一つある。先生が著書のなかで触れている「ブ・ナロード」という考え方だ。

これは、十九世紀の帝政ロシアで起こった農民による革命運動のスローガンで、「人民のなかへ」といった意味の言葉だ。

「子どものころから母親に『将来は人のために働きなさい』と言われていたものの、当時はあまり実感がなかった。それが、ブ・ナロードという言葉を知った時に、はじめて自分から『人のために働きたい』と思えたんです。古い言葉ですが、私にとっては大切な指針です」

思えば、僕自身の人生を振り返ると、同じようにブ・ナロードの考え方が通奏底音のように流れているように思うのだ。

東京の大学を卒業した後、僕は長野県の諏訪《すわ》中央病院に勤務した。同級生のなかで、地方の病院に就職したのは僕だけ。みんなからは「二度と東京に戻れないぞ」「偉くなれないぞ」と心配された。

ただ僕は、偉くなることよりももっと大事なことがあると考えていた。そして、当時はいつ潰れてもおかしくなかった諏訪中央病院を、地元住民とともにつくる医療の実践によって何とか立て直したのだ。

僕は、とにかく既存の医療や大きな病院ではなかなかできない〝温かな医療・病院〟をつくろうと思っていた。

ただ、あくまで僕の存在はきっかけに過ぎない。病院の経営を立て直せた最大の理由は、志《こころざし》の高い若い医師たちが中心となって、どんどん新しい発展を遂げることができたからだと思っている。若い人々を評価して、こちらも学ばなければ、引き出せるものも引き出せないのだ。

「死」という宝の体験

厚生労働省の「人口動態調査」によると、二〇一七年には病院・診療所・施設で亡《な》くなる人が全体の八四・七％であるのに対し、自宅で亡くなる人は一三・二％となっている。この数値について、徳永先生は次のように考えている。

「個人的には、『病院・診療所＝六〇％』『施設＝一〇％』『自宅＝二五％』『その他＝五％』くらいが良いと思っています。そう考えると、自宅での『死』はもっと増えた方がいい。

というのも、気を遣わざるを得ない病院とは異なるものが自宅にはあります。自分の布《ふ》

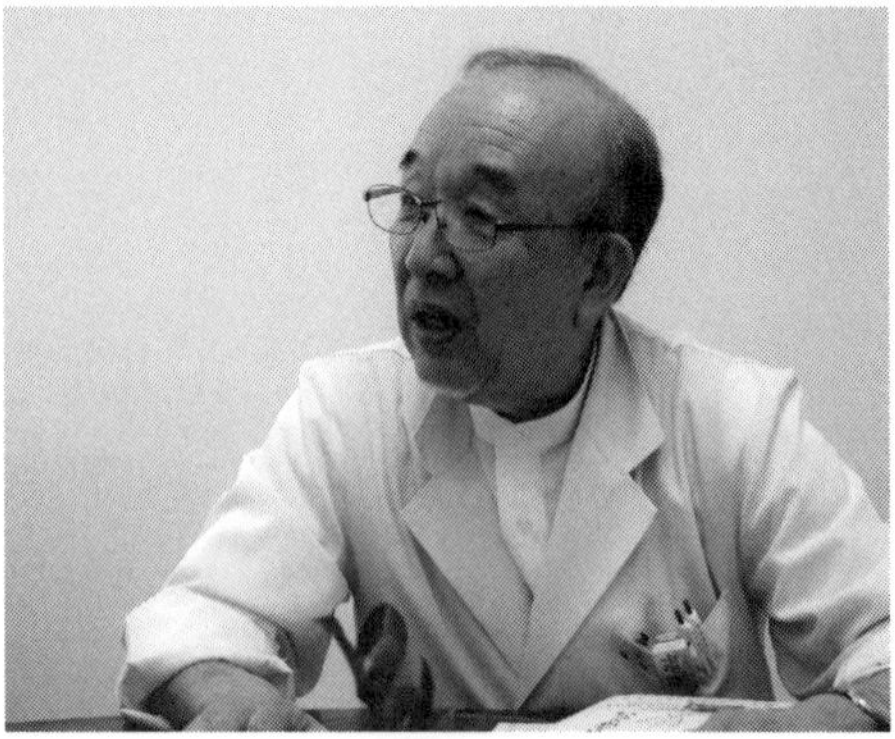

徳永進さん

団《とん》、煮炊きする匂い、孫や子の顔、部屋、壁、屋根、そして屋根の上には空がある。それらはすべて、その人の独特の環境なのです。

もちろん、病院での『死』が増えた理由もわかります。汚れた土間で死ぬよりも、病院で死んだ方がきれいだし安心だと考えるのは当然のことかもしれない。

ただ、自宅にあるその人独特のものを失って、すべてを外に委託するのがあたりまえである社会というのは、もったいない気がするんです。『死』という〝宝の体験〟をしそびれるのは、あまりにもったいない。

だからこそ、最期《さいご》の場面には病院・施設が良いか、自宅が良いかを考えてほしいと思います。当然、考えた上で自宅に帰らないという選択もある。それはそれでいいんです」

エビデンス（根拠）はないものの、多くの医者が「在宅の方が痛みは少ない」と言っている。家に帰るとその人にしか担《にな》えない何かしらの役割がある。もしかすると、そのことが関係しているのかもしれない。

僕のこの考え方には、徳永先生も「役割があると、心が脳に働きかけるんでしょうね」と賛同してくれた。

先生は著書のなかで家が失ったものを挙げている。出産に始まり、結婚式、そして葬式などだ。

「昔は、家から墓地まで行列をつくって故人を弔《とむら》う『野《の》辺《べ》送り』という風習がありました。家族には各《おの》々《おの》の役割があって面倒と言えば面倒な儀礼なんですが、いまになって思えば、それによって『悼《いた》む』とか『弔う』といった気持ちを持てていたのかなとも思います。

近代化を否定できない社会になりつつありますが、それによって失ったものもあるのだと感じています」

この話を聞いて、徳永先生が野の花診療所を二〇〇一年に開設されたのは、いわば革命的な決意からだったのだろうと僕は感じた。先生が日々取り組んでいるのは、近代化によって失われてきたものを取り戻すための温かな革命なんだろうと。

診療所の建物が完成した時に、先生はふと「これでは何も始まらない」と思ったそうだ。

「あたりまえのことですが、患者からの『助けてくれ』『痛いぞ』といった主《しゅ》訴《そ》がなければ、何も始まらないと感じたんですね。

勤務医のころ、夜中や明け方の患者からの訴えは日常茶飯事でした。だから、特に緊急性のない用件の場合には『朝九時以降でいいじゃないか』『大したことじゃないのに』と、大切な仕事だと思いつつも、心のどこかでないがしろにしていた部分があったんです。

それが、野の花診療所をつくった時に、主訴があってはじめて自分たちの存在意義があるんだと、改めて実感できたんです」

右往左往を潜《くぐ》り抜けた先

徳永先生は、患者との関係について「診療する人・される人」ではなく、友だちに近い関係に憧れているという。

「膵《すい》がんを患《わずら》った四十五歳の家具職人の男性がいました。その方は往診で訪れる私たちをなかなか受け入れてくれなかったのですが、何度か足を運ぶうちに、お宅に自作のピザ窯《がま》があることに看護師が気づきます。

そして彼とピザ窯について話をするうちに、窯でピザを焼いてパーティーをしようという話になったんです。

そのころから、彼は私たちに自分を語るようになりました。看護というのは、何も血圧や脈を測るだけの仕事じゃない。そこにあるその人独特のものにふと目をやると、別の世界が開けてくるんですね。

彼からは何度も文句を言われました。しかし、彼が亡くなる時に『自分の素直な姿のままを私たちに見せてくれてありがとう』と私が言うと、『ありがとうはこっちだ』と返してくれたんです。文句は言われたものの、そのなかで流れ合うものがあったのだと感じました」

まさに病院や施設では起き得ないことだろう。先生がされていることは、医療の原点のような気がする。

「彼が亡くなった後、しばらくして奥さんに連絡をすると、彼女は『少しは落ち着いてきました』と言いました。私が『何が一番そういう気持ちにさせましたか？』と尋ねると、『職場に戻ったら、みんながおかえりって言ってくれたこと』と言うのです。

グリーフ・ケア（遺族の悲しみを和らげるための支援）も医療の大切な役目です。ただ、これは鎌田先生もよく言われていることですが、医療というのは何も医療者だけで行うものではなく、地域や社会も含めた〝大きな医療〟で行うものだということを、この奥さんとのやり取りを通して私は再認識しました」

みんなが「おかえり」って言ってくれたこと、素敵だなと思った。新型コロナウイルスの感染拡大のなかで、感染してしまった人を激しくバッシングしたり、その人が働いていた会社にまで批判をぶつけたりする人がいたりする。

つらい闘病や、隔離生活をして、戻ってきたときにみんなが「おかえり」といってくれたら、どんなにほっとするだろうか。「二週間おつとめご苦労様でした」と温かく迎え入れる社会になることが、僕たちにとって大事な発想の転換のように思う。

制度や構造が変わることで医療は進歩してきた。しかしその半面、大事なものを置き忘れているような気がしている。

そのことについて、徳永先生は実に興味深い話をしてくれた。

「私はよく、縄文人の『死』について考えるんです。つまり、鎮静剤《ちんせいざい》も抗がん剤もない時代の『死』です。

たとえば、いままさに亡くなろうとしている人がいたとします。そばにいる人が谷に下りて水を汲《く》んだり、『ここか？』と言って痛む部分をさすったり、きっと縄文人も『死』を前に右往左往していたんじゃないかと。

縄文人の身体《からだ》にも私たちと同じ心臓や肝臓、指や耳がある。身体が普遍なのと同じように、そばにいる人の右往左往する行動も、普遍的なものではないかと思っています。

制度や構造の発展によって素晴らしい『死』を実現できているかというと、実はそんなこともない気がしますね。確かに生存期間こそ長くなっているとはいえ、もしかすると、縄文時代の方がありのままの『死』を見られたのではないかとも思っています」

徳永先生は、日本には「死」に対する過緊張《かきんちょう》があると指摘している。医療者は、患者や家族の過緊張を取り除《のぞ》いてあげるべきだと。

しかし、現場で「過緊張はほぐした方がいい」と言ったところで、その言葉は何の役にも立たないという。

「言葉ではなくて、ともに走る医療者と患者や家族の間で、意見の不一致があったり、思いがけない症状が出たり、右往左往するなかで過緊張はほぐれるものなのです。過緊張をほぐすためには、そうした〝ドンパチ〟を潜《くぐ》らなければなりません。右往左往がいい。右往左往しかないんです。

私は在宅ホスピスを増やすために『在宅は良い』ということを言っていますが、病院や診療所、施設がダメだとは思っていません。鎌田先生は著書のなかで『チョイス・イズ・ユアーズ（選択はあなたのものです）』と述べていましたが、まさにそれが大事なんです。

大切なのは、患者や家族が右往左往しながら、自分たちで選ぶことだと思っています」

右往左往がいい。右往左往しかない――。とてもいい言葉だと思う。

日常のなかに非日常を生む力

徳永先生がこんなエピソードを紹介してくれた。

ある時病室で、すでに亡くなったお父さんに心臓マッサージをしている息子さんがいた。医師の目から見れば、言うまでもなくあり得ない行為だ。

まもなく、病室を訪れた看護師が、その息子さんに何かを話しかけると、彼は「親父！」と叫んで心臓マッサージの手を止めた。

あとで詳しく話を聞くと、どうやら息子さんは救急救命士だということがわかった。彼にとって父親にできることは心臓マッサージしか残されていなかったのだ。

看護師はいったいどんな言葉を彼にかけたのだろうか。

「話を聞くと『息子さんも本当によく頑張りました。でも、一番よく頑張られたのはお父さんでしたね』と言ったそうです。私だったら『もう亡くなったんだからやめたら？』と声をかけていたと思います。

医療の現場では、何が正しいかということにとらわれてしまいがちなんですね。もちろん、原則としては亡くなった方に心肺蘇生《しんぱいそせい》はしません。ただ、正しさにとらわれてしまってばかりでもいけないんです。正解はその時々につくるしかない。それが臨床の本質だと思います」

では、右往左往のなかで、患者や家族と語り合う時に、医療者の側にはどんなことが必要なのだろうか。徳永先生は「一番の敵は忙しさ」だと語る。

「こちらが余裕を持たなければいけない。そうでないと、相手の話を聞くチャンスを失います。忙しさに区切りをつけて聞いてみれば、みんな語れる世界を持っているものです」

徳永先生の著書のなかに登場する、Mさんの言葉がとても印象的だった。

彼は胃がんで亡くなるのだが、療養中に同じ村に住む同級生のお父さんが先に他界してしまう。Mさんは同級生のお宅へ行き、仏前で手を合わせてこう言う。

「おっさん、わしも、もうすぐ、そっちに行くけえ、待っとってなあ」

Mさんのことを、徳永先生は次のように振り返る。

「私は、生前に家族に挨拶をすることをMさんに薦めていました。彼が亡くなった後に、奥さんに話を聞くと、彼はひとこと『悪いなあ』と奥さんに言ったそうなんです。とても良い言葉だと思いました」

もしかすると、自分の言葉を持つことができれば、「死」を乗り越えていけるのかもしれない。

Mさんはこんなことも言っている。「皆に迷惑かけるまで、家にいたいなあ」と。

世の中には「皆に迷惑をかけたくないから、嫌だけど施設に行く」と言う人の方が多いはずだ。迷惑をかけることは人間関係においてとても大切なのに、このごろの人々は迷惑をかけることに対して、恐怖心が募り過ぎているように思う。

徳永先生いわく、在宅が選択できないという人に理由を尋ねると、多くの人が「迷惑をかけたくない」と言うそうだ。自分自身や家族の「死」は、プロフェッショナルにすべてを委《ゆだ》ねるのではなく、プロフェッショナルに手伝ってもらいながら関わっていくことが大切なのだろう。

どこであなたは死にたいか

最後に徳永先生が、こんな話をしてくれた。

「先ほど『死』の場所について病院や施設、自宅とは別に、その他が五％あれば良いと言いました。ここで言うその他というのは、たとえば学校の先生なら教壇、劇団員なら舞台、登山家なら山、つまり日常の行動のなかで訪れる『死』を意味しているんです」

そう言う徳永先生は、果たしてどこで死にたいのだろうか。率直に尋ねてみた。

「私は誰も来ない森のなかでもいいし、野の花診療所でもいい。私が死んでいく様子を報道してもらっても構いません。つまり、どこでも、どうでもいいと思っているんです。

思っていたって決められるわけじゃないのだから、思いがけないことを認めていこうと思っています」

そうだ。そうなんだ、と僕は思った。思いがけなくてもいいし、わがままでもいいし、死

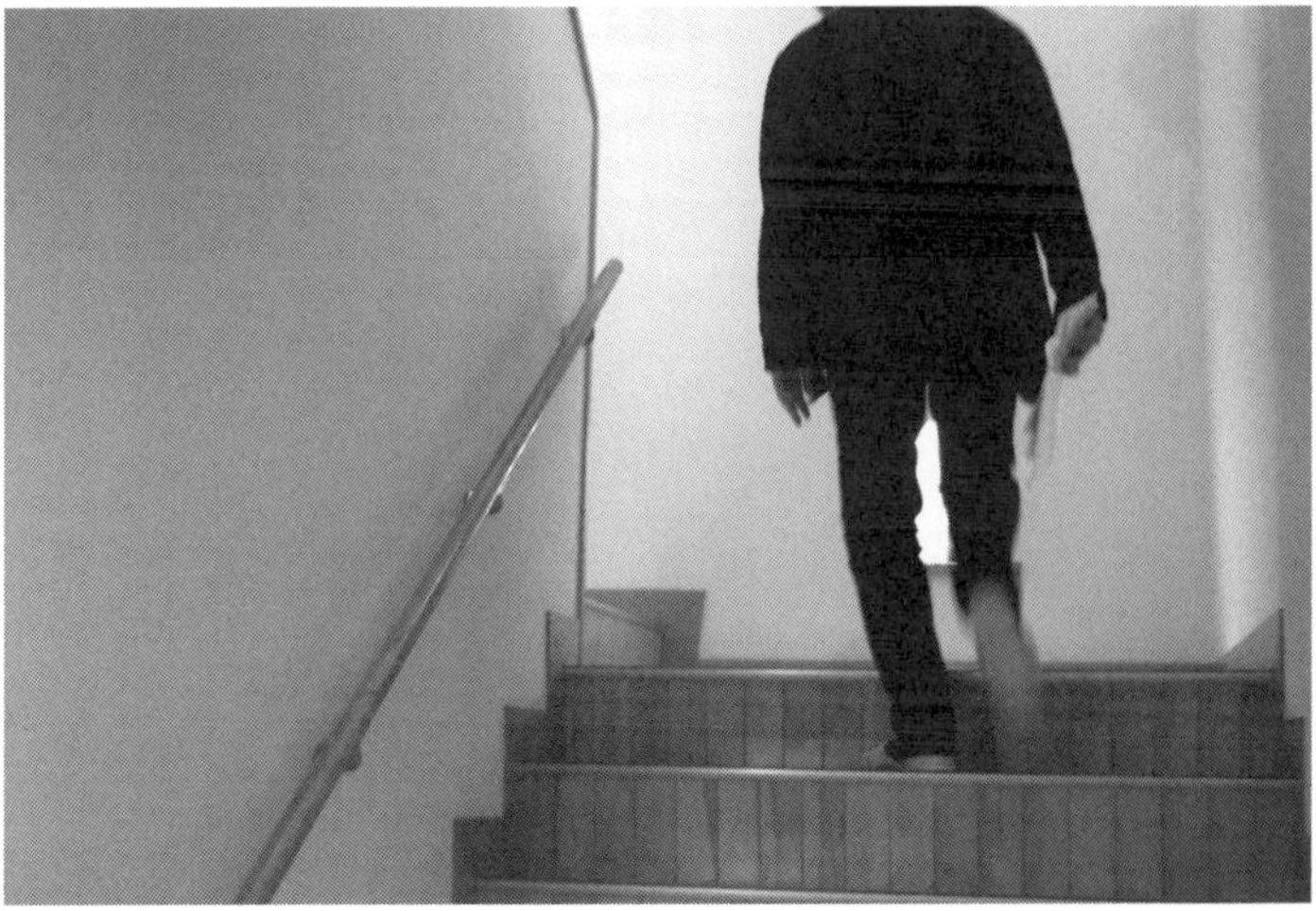

は多様でいいはず。そのためには、早くコロナに打ち勝ちたいと思う。家族に挨拶をするチャンスもないまま、人工呼吸器につながれ、亡くなる死はあまりにも悲しい。だからこそ僕たちはコロナ疲れなどと言ってないで、上手に気分転換をしながら、長期戦に打ち勝たなければならないと思う。

僕はどこかで野《の》垂《た》れ死ぬというのがいい。イラクの難民キャンプで診察している時であったり、チェルノブイリの子どもたちと会っている時であったり。まさに徳永先生が言う〝その他〟だ。

徳永先生が指摘するように、在宅と同様にその他を増やしていくことも大切だと思う。そうすれば、迷惑をかけるかもしれないけれど、「死」が怖くなくなるだろうし、過緊張も解ける気がするのだ。

「『死』のすごいところは、日常のなかに非日常を生む力を秘めていることです。『死』は人それぞれに〝不揃《ふぞろ》い〟だからこそ、医療人としては、患者や家族への親和性のある誠意をもって、そばに立っていたいと思っています」

「死」は恐れるべきものなのか

徳永先生のご厚意で、野の花診療所でいままさに「死」に直面している患者や、大切な人の「死」を看取《みと》った人々の話も聞くことができた。

入院中の中西さんという男性は、前立腺がんがすでに骨転移している。

八十一歳（当時）の中西さんは「親父は八十三歳で亡くなったんですよ。親父の歳《とし》までは生きてぇな」と言う。ただ一方で、こんなことも言っていた。

「死が近づいてきたら、人間は自然に任せるよりほか仕方ありませんな」

自身の人生に悔いはない。ひ孫の顔も見られた。余計なことはせず、自然の成り行きに任せる。それが「わしの好きな生き方ですな」と言うのだ。

そもそも僕は、中西さんが野の花診療所を選んだ理由が好きだ。

一つは日本海を一望できる浦富《うらどめ》海岸《かいがん》から近いから。そしてもう一つは、大好きなたばこが吸えるから。

僕が野の花診療所を訪れた時は、「二本？」「いやいや、四本」「じゃあ……三本」といった徳永先生との交渉を経て、一日に三本のたばこを吸っていた。

徳永先生と中西さんのそんなやり取りを、中西さんの奥さんは隣でにこやかに聞いていた。たばこが吸えることを条件にした中西さんも良いし、徳永先生の温かな〝いい加減さ〟もまた良い。

それにしても、「死」のことを考えない人々が多いなかで、中西さんはどうして「死」について考え、語ることができるのだろうか。「わしの好きな生き方」というのは、どこで何を学び、築いてきたものなのか。

意外にも、彼はそれを蒸気機関車から教わったという。

中西さんはもともと、国鉄で蒸気機関車の機関士をしていた。山陰線の鳥取駅から福知山駅、それから播《ばん》但《たん》線でも運転していたそうだ。

機関士にとってトンネルは命がけだった。蒸気機関車の動力は石炭だから、トンネルを通過する際には煤《ばい》煙《えん》がトンネル内に立ち込めるのだ。

「餘《あまる》部《べ》と久《く》谷《たに》を結ぶ桃《とう》観《かん》トンネルは、大体二キロありますからね。おまけに勾《こう》配《ばい》がきつくて、時速一五キロしか出んのです。うまい人は煙一つ吸わずに通り抜けるけど、へたなやつの顔はもう真っ黒け」

実際に、トンネルでは何人もの乗務員が亡くなっている。中西さんも運転中に気を失ったことがあるという。

機関士の腕にかかっているのは、何も自分たちの命だけではない。

中西さんは一度、線路上で遊ぶ二人の子どもをはねたことがある。ただ、幸いにも二人とも無傷だった。他にも、トラックが線路上で立ち往生していたこともあったが、中西さんの咄嗟《とっさ》の判断で事故には至らなかった。

乗務のたびに「死」がすぐそばにあった機関士の〝命がけ〟の仕事。それこそが「わしの好きな生き方」を築いたのだろう。

中西さんに「あと二年生きられたら何がしたい？」と尋ねると、彼は「やり残したことはありゃしまへん」と答えた。他方、隣にいた奥さんは「一緒に食べ歩きがしたい」と言う。二人は旅行が大好きなのだ。

僕は二人に「調子が良くなったら、二人で行けばいいよ」と提案してみた。

すると中西さんは「行けたら行きますよ。徳永先生はなんでもOKって言うから」と冗談を飛ばす。奥さんは「ああ、なんちゅうこと聞いたんや」と隣で笑っていた。

死別の悲しみと心の揺れ動き

病気や余命についての告知を受けた患者の心は、ジグザグと揺れ動く。一旦は受容したかのように見えても、また否認したり、あるいは怒りなどの感情が噴き出たりする。そんな心の揺れ動きは、何も患者だけではなく、患者の家族にもある。

死別の悲しみに暮れる人が辿《たど》る心のプロセスをグリーフ・ワークという。僕はこの悲しみを癒《い》やす作業も、やはり一方向的に段階を経るものではなく、ジグザグと揺れ動くものだと思っている。

僕が野の花診療所を訪ねた時、大切な人を看取った四人の遺族が集まってくれていた。「カマタになら話をしてもいい」と思っているかのように、みんななんだか嬉《うれ》しそうに待っていてくれた。実際には、徳永先生の声掛けだから応じてくれたのだろうけど、僕にはもう一つ理由があるように思えた。

自分たちが経験した大切な人の看取りを語っておきたい。自分たちのために、子どもたちのために。さらには、いま「死」と格闘している人たちのために。

悲しみがまだ癒えていないなか、そんなふうに少しでも誰かの役に立てればとの思いで、やって来てくれたように思えたのだ。

大坪さんという男性の奥さんが、乳がんの再発・転移で亡くなったのは二〇一七年。六十一歳だった。

徳永先生が、彼女の生前の写真を見せてくれた。病室で、パジャマ姿の女性が液体の入ったペットボトルを持っている。筋トレをしているのだという。そして驚いたことに、その写真は彼女が亡くなる一〇日ほど前に写されたものだった。

亡くなる一カ月前からは一進一退の病状が続いた。それでも筋トレをする前向きな奥さんの姿を見て、大坪さんも「また元気になって家に帰れるかもしれない」という希望を持てた。

それだけに、一〇日後に奥さんが亡くなった後の落ち込みは、やはり相当激しかった。

「私たちには子どもがいないので、本当に一人きりになっちゃって。帰宅すると音がないからすごく寂しい。テレビをつけるか音楽を聴いていないと、いまも家に居られなくて……」

一年半という歳月が過ぎてもなお、奥さんの話をする時の大坪さんはつらそうだった。

大坪さんは生命保険の代理店で働いている。奥さんも、元気なころは同じ職場で働いていた。

資格試験は奥さんのほうが好成績だったから、そのことでいつもからかわれていたそうだ。話を聞く限り、確かに大坪さんの奥さんはとてもしっかりしている。

亡くなる前には、大坪さんが困らないようにと家中を整理し、日用品などは箱単位で買《か》い揃《そろ》えてあった。タンスには、どこに何が入っているかがわかるように付《ふ》せんが貼られていた。とにかく、できることはすべてやり尽くして亡くなったのだ。

生命保険の仕事をしていれば、ご家族を亡くされた方のフォローをする場面がある。大坪さんは「妻が亡くなったときの話をすることもあるんです」と言う。

すると、すかさず徳永先生が「奥さんだったら『そうじゃないでしょ。もっとしっかりやんなさいよ』って言ってるよな」と切り返す。これには大坪さんも「そういうタイプですからね。いつも尻を叩《たた》かれてたんで」と、笑顔を見せた。

自らがつらい気持ちを抱えながらも、他者を支えている大坪さん。きっと奥さんもあの世で「いいことしてるじゃない」と褒めてくれているはずだ。

どこかに正解があるわけではない

武《たけ》田《だ》さんの奥さんは、僕が野の花診療所を訪れる数週間前の二〇一八年十一月に七十五歳で亡くなった。脳腫瘍だった。

亡くなる一年ほど前に突然転倒し、意識こそあったものの、搬送された病院では「もう治療の方法がありません」と告知された。

結婚生活は五〇年を超え、三人の子どもを育て上げた。「死」が迫った時に、右往左往する必要はない。それが武田さんご夫妻の人生観だった。だから、奥さんの病状を告知されたとき、武田さんは覚悟を決めなければならないと思った。

しかし、いくら頭で理解していても、気持ちがそれを受けつけない。

「それでも、意識のない妻が苦しむ姿を見ていると、少しでも楽にしてやりたいと思いましてね」

ほんの数週間前のことを思い出し、武田さんの感情は高ぶっているように見えた。食欲もなく、体重も少し落ちたという。

ただこの時、武田さんは僕に、高校の校長を定年退職した後に鳥取県の教育事業に尽力してきたことを、熱心に語ってくれた。そして、奥さんが病床に伏《ふ》してからは、二人の時間を大切にするために仕事から身を引いたということも。

それを見ていた徳永先生は「あの時は何も言わなかったのに、今回はこれだけ熱く語れるようになった」と言った。

臨床医の仕事の一つにグリーフ・ケアがある。死別の悲しみを抱える人を支えるのだ。本人さえ気がついていないことを、かたわらにいる医者がチョロっと語る。絶妙のタイミングで。さすが徳永進だと思った。

徳永先生の言葉には、武田さんの心の揺れ動きをすぐそばで見守ろうとする姿勢がよく表れているように感じた。

武田さんは、奥さんを自宅で看取った。いよいよ最期が近くなったとき、お子さんたちも揃《そろ》っている前で、徳永先生が「楽になる薬を使いましょうか？」と選択肢を提示する。すると長男は「ちょっと待ってください」とそれを拒否した。

長男は一貫して、「お父さんはお父さんだけど、僕は僕。お母さんの子どもだから」と、東京の病院に治療経過のデータを見せに行くなど、最後の最後まで諦《あきら》めなかった。武田さんは、長男のその意思を否定しなかった。

徳永先生は「あのとき、自分の気持ちはちょっと置いておいて、家族内で対立しないように、お子さんの気持ちを汲まれた武田さんの姿勢が良かったな」と言う。僕もその通りだと思った。

最終的に、武田さんは延命のための点滴を少しずつ減らすことにする。汗が出て、手足が冷え、しだいに呼吸が荒くなった。

助からないとわかっていながら、奇跡を信じた日々。愛情ゆえの決断だったものの、最愛の妻の命の灯火《ともしび》が消えそうになると、やはりどうしても胸が苦しくなる。

「生身の人間だから、一瞬一瞬で気持ちが変わるんです。妻が息を引き取る瞬間に自分のなかに狂気が湧いてきたような気がしました。『生』への執着です」

　諦めなかった息子と、その思いを汲み取った父親。そして、最終的に妻の願ったとおりの決断をした夫。絶対的な正解があるわけではないが、息子と夫の気持ちは、しっかりと奥さんに届いたはずだ。

納得はしていたんだけど……

下《しも》雅《が》意《い》さんという女性のご主人は、七十九歳でステージ4の前立腺がんが見つかった。主治医から「年齢的に手術はもうできない」と言われ、野の花診療所にやって来た。ご主人は、他の病院とは雰囲気が違うここをすぐに気に入った。

　野の花診療所に移る前の病院では、食事もほとんどできず、声も出なかったが、ここでは三食に加えておやつまで食べ、元のとおりに声も出るようになった。安心できる環境に身を置いたことで、心身ともに前向きになれたのだろう。

　ただ、看護師や下雅意さんの話では、原因はそれだけではなかったという。

　下雅意さんのご主人は、定年退職後に趣味でカメラを始めた。国内外を旅しては写真を撮り、コンテストで賞をもらったこともある。

　そのことを知った看護師が写真について下雅意さんに尋ねるなど、他者から頼られたことが気持ちを前向きにしたのだ。

「ある時、徳永先生が『写真展をやらんか？』って言ってくれたんです。主人はすごく嬉しく思ってね。そんなことが大きな力になったんです。生きる楽しみがね」

ご主人のささやかな写真展は、野の花診療所の二階で開催された。

下雅意さんのご主人も、最期は延命治療をしないと決めていた。一度退所して在宅ケアに切り替えるものの、圧迫骨折で他の病院に入院。しかし、やはり野の花診療所が良いということで二度目の入院となった。

「ここに来たら、はじめの時みたいにまた元気になるだろうという気持ちもあったんです」と下雅意さんは振り返る。

病状も思わしくない上に、圧迫骨折の痛みもあった。ある晩、ご主人は下雅意さんに「お母さん、わしはもう死ぬ。死ぬことは怖くないけど、本当はもうちょっと生きとりたい」とつぶやく。また別の夜には、両目から涙を流して「お母さんには世話かけた」と繰り返した。

下雅意さんは何か言葉を返そうと思いながらも、結局何も言うことができなかった。

最期の時、血圧が下がり始めても下雅意さんは薬の投与を断った。それがご主人との約束だったからだ。

そして二〇一八年十月、苦しそうな様子は見せずにご主人は息を引き取った。

「主人の言葉がずっと頭に残っとってね。四十九日まではいろんな人が来てくれて、気持ちもまぎれて。だけど、夜になるとやっぱり寂しなるしね。お父さん可哀そうやなぁと思って寝られないんです。寝られんと、あくる朝は足もふらつくし……」

下雅意さんの語り口は穏やかではあるものの、僕が話を聞いたのは、まだご主人が亡くなってから二カ月と経《た》っていない時期だった。「納得はしていたんだけど……」「後悔じゃないんだけど……」といった言葉の端々《はしばし》からは、ジグザグと揺れ動く彼女の気持ちが、手に取るように伝わってきた。

最後までリーダーだったお父さん

村中さんのご主人は、二〇一八年七月に六十三歳で亡くなった。

異変を感じたのは一六年七月。突然、鼻水が止まらなくなった。村中さんの薦めで病院に行ってみると、ステージ4の上顎《じょうがく》洞《どう》がんという診断が出た。

上顎洞がんというのは、顔の中心部分、鼻の奥にある空洞部にできる。手術のリスクは高く、顔が変形したり、目が見えなくなったりもする。

ご主人の場合、放射線治療によってがんはかなり小さくなったが、しだいに再び増殖して大きくなり、今度は抗がん剤治療を始めた。その間、何度も専門病院に入退院を繰り返した。

そして、一八年五月に野の花診療所に入院したのだ。

村中さんのご主人がやって来た時のことを、徳永先生は「意外と鷹揚《おうよう》としていて、すべてを受け入れておられるかのようでしたね」と振り返る。

告知から始まり、治療の説明や選択、入退院、がんの縮小と再びの増殖。村中さんは落ち込んだり、前向きになったりだったが、いずれの時もご主人は平然としていた。

「『おまえ、しっかりせぇよ』って。主人が挫《くじ》けなかったから、私が挫けるわけにはいかなかった。むしろ、私のほうが支えられていましたね」

野の花診療所への入院が決まるまで、村中さん夫妻は在宅ケアの準備を進めていた。しかし、最終的にこの診療所を選ぶことになった。

入院する日、ご主人は村中さんに「おまえな、ここに来るってことはわかっとるな。覚悟決めぇよ」と言った。村中さんは「そんなこと言いなさんな」と言うのが精いっぱいで、その後の言葉が続かなかった。

この話を受けた徳永先生は「最後までお父さんがリーダーだったな」と言う。僕もそう思った。自分のことも心配だが、それ以上に妻のことが心配だった。妻にしっかりしてもらうためにも、自分が頑張ったのだろう。

意識がなくなる前日、ご主人はほっぺ焼き（大判焼き）を丸々一つ食べたという。これには診療所のみんなも驚いた。そして村中さんに「あとを頼むで」という言葉を残したそうだ。最後まで村中さんを気遣っていたのだ。

実は、このほっぺ焼きは、ご主人の好物だということを知っていた徳永先生が、近くで買ってきたものだった。

「昼間にサボって買ってきたものだから、恥ずかしいなぁ……」と徳永先生は言う。やはり、この人の温かな〝いい加減さ〟が良い。

大坪さんも、武田さんも、下雅意さんも、村中さんも、それぞれみんな本当によく看取ったと思う。奥さん・ご主人を含めた八名に共通しているのは、「死」を前にして成長しているということだ。

話を聞いた皆さんと、その奥さん・ご主人の言葉は、それぞれ固有の温かな光を放ち、それらの光はまるで「死」を多面的に照らすスポットライトのように僕には感じられた。

コロナを迎える前の日本で、こんなに丁寧な生と死の営みが行われていた。その人がその人らしく、最後まで生き切れる環境があった。すごいことだ。

日本には、ユートピアのような小さな世界がいくつもあることは知っている。野の花診療所も、僕を育ててくれた茅野《ちの》市の在宅ケアや緩和ケアもその一つだ。ただ、日本全体をみたとき、僕はそうではなかったと厳しい見方をしている。

僕たちはコロナと闘いながらたくさんの大切なものを失った。自粛期間に自分と向き合い、人生や命のことを考えた人も多いのではないだろうか。だからこそコロナを越えて、新しい生と死の在り方を模索していくべきだ。

つらい経験だったが、これを生かして、それぞれの一回だけの人生を、どう最後まで自分らしく生き切ることができるか。ここからがスタートのように思う。

「死」は日常のなかにあっていい

二〇一九年の暮れ、京都大学で宗教・生命倫理学者のカール・ベッカー特任教授と「生と死の間にあるもの」について語り合ってきた。

ターミナルケアや遺族の悲嘆について研究を行っているベッカー教授は、アメリカ・イリノイ州生まれ。一九七〇年代に京都大学の文学部で研究し、ハワイ大学で博士号を取得した後、一九八三年に再来日。それ以降はずっと日本を拠点に活動してきた。

何よりもまずベッカー教授に聞きたかったのは、死後の世界といった日本人の他界概念について。宗教学者である彼に、その思想的・歴史的背景について聞いてみたかったのだ。

「歴史を振り返ると、日本人は『死』に対する関心が深い民族であることがわかります」

ベッカー教授はそう述べた上で、こんな説明をしてくれた。

そもそも日本に仏教が定着した一つの要因は、土着の神道《しんとう》が物理的な次元のみで「死」を捉え、死を「穢《けが》れ」として避けていたことにあると。

「その一方で、仏教は目には見えない倫理・心理・輪廻転生まで説いているのです。裏を返せば、目に見えない次元の話は、仏教によって日本に持ち込まれたと言えるでしょう」

仏教伝来以前の時代から、日本には「殯《もがり》」という葬送儀礼があった。「殯」は、本葬までの数日間、遺体を棺《ひつぎ》で仮安置する慣習だ。その中で、ごく稀《まれ》に死んだはずの人が棺から蘇《よみがえ》ってくるという。そこで仏教とともに伝わった文字で、その驚くべき経験が記録されるようになる。

現代の医学では、臨死体験を仮死状態からの回復という解釈も可能だが、奈良・平安朝の日本人はそれを文字通りの〝蘇《そ》生《せい》〟と捉えたのである。

「棺から出てきた人が、臨死体験を語るんです。たとえば、多くの日本人は『暗闇を抜けて川を渡り、花園に出た』といった話をします。

ですが、川渡りと花園の話は、奈良仏教の教えに合わない。臨死体験者の証言と仏教の教えに矛盾が生じるようになる。その時に、辻《つじ》褄《つま》を合わせるために日本人が独自に編み出したのが『地蔵十王経』なのです」

この十王経には、有名な「三《さん》途《ず》の川《かわ》」が登場する。渡れば「死」、戻れば「生」の「三途の川」だ。ベッカー教授いわく、「三途の川」それ自体は中国仏教に起源を持つものの、さらに十王経の執筆が必要になったのは、平安朝の臨死体験を正当化するためだという。

彼の話のなかで僕がとりわけ興味深いと感じたのは、こうした「死」のイメージは国によって異なるという点だ。

「臨死体験のイメージは、自分の意識下にある風景を言語化してつくり上げられるものです。たとえばアラビアの人々は燃える砂漠、ポリネシアの人々は荒れる海、スコットランド人は絶壁をイメージする傾向があります。その一方で、どの地域にも共通しているのは、それらを渡ってしまうと、もはやこの世には戻って来られないというイメージです」

ベッカー教授の話を聞いて、僕はあることを連想した。それは、本書の冒頭でも触れた「生」と「死」の間にあるクッションのようなものについてだ。

僕は医師だから、魂の存在を否定する立場を取っている。ところが、長年にわたって緩和ケアに携わり、たくさんの「死」に向き合うなかで、こんなことを感じるようになったのだ。

すなわち「生」と「死」の間にクッションのようなものがあると考える人のほうが、救われているのではないかと。そう考えている人のほうが、むやみに「死」を恐れていないような気がしている。

もしかすると、日本人が見てきた三途の川というのは、まさに僕が考えるクッションのようなものなのかもしれない。

ベッカー教授にそんな僕の考えをそのまま伝えてみた。すると彼は「なるほど。そういう解釈も悪くないですね」と共感してくれた上でこう続けた。

「三途の川を渡る、というイメージから言えるのは、仏教に関して深い知識がないにせよ、多くの日本人は潜在的に仏教的な発想を持って生き、死んでいくということなのでしょう」

〝良い死〟を広めていきたい

ベッカー教授は、かつての日本人は「死」を寂しがったり、悲しんだりはしていたとしても、恐れてはいなかったと言う。

「四〇年前の調査では、先進国のなかで日本人が最も『死』を恐れていなかったという結果が出ました。それは何も切腹や特攻という歴史があったからではありません。そうではなくて、四〇年前までは多くの人が当たり前のように在宅で家族を看取《みと》っていたからです。

確かに、私が初めて京都を訪れた一九七〇年代には、まだまだ多くの人が病院や施設ではなく、自宅で亡くなっていました。つまり、『死』が身近にあったのです。恐れというのは、どう応えればいいか、わからないがゆえに生まれるものなのです」

七〇年代までは在宅で看取るのが常識だった。それが八〇年代のバブル期には、多くの人が高齢の親を入院させるようになる。お金を払うことで、看取りの際の手間やトラブルを回避したのだ。結果的に、これが「死」に対する恐れを抱く原因となったとベッカー教授は考える。

「団塊の世代が後期高齢者となる二〇二五年を見据えて、ここ数年は地域包括ケアシステムの一環として、再び在宅での看取りが推奨されるようになっています。ところが蓋《ふた》を開けてみると、わずか数十年の間に、日本人のほとんどは、どのように在宅で看取れば良いのかを忘れてしまっていたのです」

僕自身、この三〇年の間に、本人は望んでいないだろう延命治療による、いわば残酷とも言えるような「死」を数多く見てきた。そんな残酷な「死」を見せられたら、「死」そのものを恐れてしまうのも無理はない。だからこそ僕は諏訪《すわ》中央病院で、遺族に対して〝良い死〟を見せられるように努めてきた。

たとえば、おじいちゃんの最期《さいご》の瞬間には、子どもや孫、ひ孫を枕元に立たせて手を握らせる。すると、おじいちゃんが彼らに向かって「しっかり生きろよ。人生は大変だけど、面白いぞ」なんて言葉を遺《のこ》す。メッセージをもらった彼らにとってみれば、それは一生の大切な言葉になる。

そしてもっと大切なのは、発した本人が、語りながら自分の人生や命を肯定していることだ。周りで見守っている人たちは、残念ではあるが「死」を受け入れていく。そう、本人も周りもなんとなく納得していくことが大事なのだ。

そうやって、かつては在宅でやっていたような人間同士の手づくりの看取りを経験すれば、「死」に対する恐れはなくなるように思うのだ。

そんな僕の考えと実践に、ベッカー教授は「ぜひ〝良い死〟を広めていきたい」と賛同してくれた。

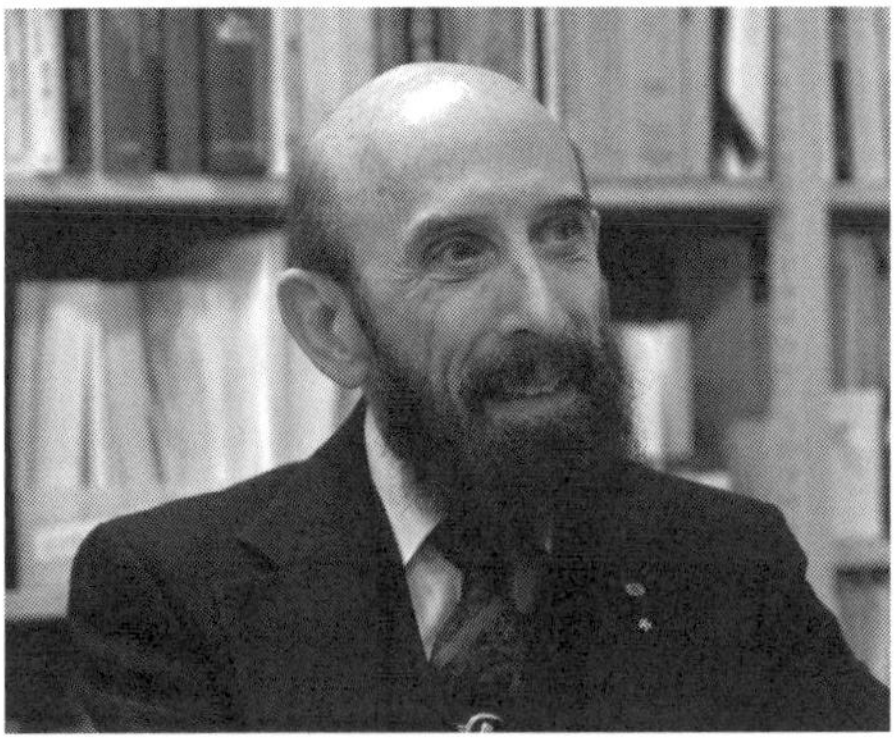

カール・ベッカー教授

「多くの調査で、高齢者のほとんどが劇的な延命措置を望んでいないことがわかっています。しかし、四十代から六十代の子どもたちが『死』を恐れるがゆえに、親の自然死を反対するのです。

他方、彼ら自身に同じ選択肢を与えると『自分は延命措置がイヤだ』と言う。明らかに矛盾しています。

ターミナル期（終末期）における自己決定が日本では誤解されているように思われます。自己決定というのは、何も自分だけで決めるという意味ではありません。あくまで自己のことを決めるという意味で〝自己についての決定〟なのであって、家族などとよく話し合って、最終的にみんなで納得する決定の合意を出すべきものです」

ピンピン生きてヒラリと逝く

「死」を迎える人の恐れを解消していくには、どんなアプローチが良いのか。ベッカー教授は、本人に希望を持たせることが重要だと語る。

「過去にこんなことがあったんです」と言って、ベッカー教授は一つのエピソードを紹介してくれた。

ある時、ベッカー教授は知人の医師から、余命いくばくもないがん患者の男性の話を聞いた。

がんは全身に転移しているにもかかわらず、知人の医師はその患者に抗がん剤治療を継続させていたそうだ。ベッカー教授がその理由を尋ねると、医師は一言、「とにかく希望を与えたいんだ」と答えた。

それなら自分の専門だと思ったベッカー教授は、翌日にその患者を訪ねた。

「ベッカー先生やったら教えてくれるやろ？　俺はあとどれくらい生きるんや？」

男性患者からそう尋ねられたベッカー教授は、余命の話から「あの世」の話へと話題をずらして、「もしもあっちに逝《ゆ》くなら、会いたい人はいませんか？」と聞き返す。

すると患者は、「いるとも！　このむごい身体《からだ》に永遠にいるより、あっちに逝きたい」

ベッカー教授は、他にもこうした患者とのやり取りを何度か経験してきたという。

「〝あっち〟と言ったら、とぼける高齢患者はいないんです。寝たきりのがん患者なら、誰もが〝あっち〟を考えています。

さっきの男性患者は、身体に対する希望はもはや持てなかった。吐き気は酷《ひど》く、髪の毛もすっかり抜け落ちてしまっているんです。

しかし〝あっち〟に意識を向けると、父ちゃんや母ちゃん、あるいは戦死してしまった友人や先輩に会えるかもしれない、という希望が湧いてくるんです」

ずっと思ってきたことがある。ピンピンコロリ（ＰＰＫ）という健康長寿を理想に掲げる標語があるが、僕自身はＰＰＨが良いと思っているのだ。すなわちピンピンヒラリ。

ピンピン生きて、ヒラリとあの世に逝く。「ヒラリ」という言葉の軽やかさには、「〝あっち〟もそんなに捨てたもんじゃない」といった前向きなニュアンスが含まれているような気がするのだ。

この考え方についても、ベッカー教授は絶賛してくれた。

「素晴らしい。ピンピンヒラリのほうが、日本人の死生観に合っていると思います。鎌田先

生が許可をくれるなら、私も使わせていただきます。（笑）
『自分は無宗教だから』と言う日本人も、終末期になると〝あっち〟のことを考えるものなんです」

終末期医療に従事する者の役割についてもベッカー教授に伺った。

いわく、欧米では担当医の言葉遣いや声色、最期の別れ方などが、その後の遺族の悲嘆に大きく影響を及ぼすという研究結果があるそうだ。

「たとえば、遺族が故人の遺体と面会するとき、医師が一緒に付き添うのと、ただ事務的に霊安室に通すのとでは、遺族の心には大きな差が生まれるのです。また遺体の前でも、『もの』として扱うのと、名前で話しかけ、聞こえているかのように扱うのとでは違ってきます。

患者が亡くなってしまえば、医師にはもはや患者を物理的に救えませんが、遺族を救う役割がまだ医師には残っているのです。

もしも医師が忙しくてその役割を担《にな》えない場合には、ソーシャルワーカーや宗教者に傾聴を任せればいいんです。悲しみや悩みの傾聴は、遺族に大きな癒やしを与えることができます」

ＷＨＯ（世界保健機関）は、終末期の患者には四つの痛みがあると定義している。四つというのは、「身体の痛み」「心の痛み」「社会的な痛み」、そして「霊的な痛み」だ。この「霊的な痛み」のことをスピリチュアル・ペインという。

個人的には、日本人には最初の三つこそすぐに理解できるが、スピリチュアル・ペインだけがどうもわかりにくいのではないかと思っている。

ベッカー教授に、スピリチュアル・ペインについて伺った。

教授によると、スピリチュアル・ペインというＷＨＯの概念には、イスラム教やキリスト教の「死後の裁《さば》き」がベースにあるという。

「なので、日本人にはスピリチュアル・ペインはないと言われていた時期もありました。しかし、日本人だって終末期には『自分の人生にはどんな意味があったのか』『これで良かったのか』『死んだらどうなるのか』など、いろんなことを考えます。それこそが、日本人にとってのスピリチュアル・ペインではないでしょうか」

ベッカー教授が言うように、ソーシャルワーカーだけでなく、宗教者にも傾聴をしてもらえるのであれば、遺族の悲嘆はもちろん、患者自身のスピリチュアル・ペインもきっと緩和されるはずだ。

葬儀や法事は悲嘆の緩和教育

日本の死生観というのは、すでに世界的にさまざまな角度から研究されているそうだ。

「たとえば、ハーバート・ベンソンというアメリカの医師は、座禅などの呼吸のみの瞑想《めいそう》をする患者群と、称名《しょうみょう》を唱える患者群、そして何もしない患者群の病気の予後を比較しました。

結果は、何もしないよりも瞑想、瞑想よりも称名をしたほうが予後は良くなるというものでした」

他にも、アメリカの心理学者であるデニス・クラスの「続く絆《きずな》」理論も、日本人の墓や仏壇に対する態度から着想を得たのだという。

日本人には、悲嘆は癒やすべきもの、乗り越えるべきものと考える人がいる。日本人がそう考えるようになったのは心理学者のジグムント・フロイトの影響だとベッカー教授が言う。

フロイトは一九一七年に発表した「喪と憂鬱」という論文のなかで、悲嘆については早く忘れたほうが良いといった趣旨を書いている。時は第一次世界大戦のただなか。大勢の犠牲者の遺族は半ば諦めの気持ちで、フロイトの主張を受け入れたそうだ。

その直後に、欧州に渡った日本人留学生たちが、現地で支持されていたフロイトの心理学を日本に持ち帰り、それが未《いま》だに根付いているというのだ。

しかし、ベッカー教授はこれを否定する。つまり、悲嘆は癒やせるものでも乗り越えるものでもないと言うのだ。

「一九八〇年代に日本にやって来たデニス・クラス教授は、墓や仏壇を通して先祖と対話をする日本人を見て、故人との絆は続かせていい、忘れなくてもいいんだと思うようになります。これが『続く絆』理論です。

この理論は、九〇年代から欧米心理学の世界でも認められるようになります。ただし、日本人からすればそれは新しい理論でもなんでもなく、当たり前のはずなんです」

もう一つ興味深かったことがある。イギリスでは現在、死別が原因で起きる遺族の不幸、すなわち免疫力低下による病気の罹患《りかん》や集中力低下による事故、精神疾患などを防ぐために、こんな取り組みが試されているという。

「終末期患者が亡くなる前に、家族や友人に加えて主治医なども交えて病院でパーティーをやるのです。お酒を飲んで、歌って、昔話をして、泣いて、黙り込んで、笑う。

このパーティーは毎月行われ、患者が亡くなった後にも一定期間は継続されます。この取り組みが何に着想を得たかというと、他でもない日本の法事なんです。

日本ではその昔、死別の後に遺族に訪れる不幸を〝祟《たた》り〟と呼びました。そして、それは初七日や四十九日などの法事を行うと起こらないということを、日本人は経験的に知っていたのです」

加えてベッカー教授は、「葬儀は、遺族をサポートし得る仲間が、一堂に会する最後の貴重なチャンスだ」と言う。

「葬儀は確かに面倒だと思うかもしれない。どうしようかと迷う人も多いはずです。だけど、面倒臭いことは業者に任せればいいんです。大切なのは、ソーシャルサポートのネットワークを構築することなのです。仲間の支援は予想以上に重要です。

日本ではこれからどんどん孤独死が増えると言われています。それを少しでも減らすためにも、法事や葬儀を活用していくことが大事だと思っています」

地方で暮らしている僕としては、手づくりの葬儀に比べれば、業者による葬儀はなんとなくどこか形式的に感じてしまう。僕と同じふうに考える人だったら、「あんなのだったらもう、やらなくても良いのではないか」と思うかもしれない。

ただ、ベッカー教授の話を聞いて、少し考え方が変わった。仮に業者による葬儀だとしても、遺族のことを考えれば、集まらないよりは集まって支え合ったほうが良いのではと思うようになったのだ。

初七日にしても、四十九日にしても、家族や友だちが集まるというのは、思っていたよりも大切なのだ。

「家族が集まれば、おじいさんの昔話が孫の耳に入ることだってある。おじいさんの生き方がわかれば、終末期に呼吸器をつけるか否《いな》か、胃ろう造設をするか否かといった自己決定も、スムーズにいくかもしれない。正月にしても、お盆にしても、家族が集まること自体がみんなの精神的健康を支えていると思うんです」

正月やお盆に家族で集まる。僕たち日本人にとっては当たり前のそんな光景も、別の角度から見れば〝悲嘆の緩和教育〟の場と言えるのかもしれない。そこで「死」について話し合う習慣が生まれれば、なお良いのだろう。

ところがそのはずだったのに、新型コロナウイルス感染拡大で、状況が一変してしまった。葬儀で人が集まると感染拡大の恐れがあるため、集まれないのだ。

このことをタレントで作家の阿川佐和子さんと話し合った。阿川さんとは、これまでラジオやテレビで何度もご一緒してきたが、今回は、ある雑誌の阿川さんの連載対談にゲストとして呼ばれ、彼女と語り合った。そこで阿川さんが自分の話をしてくれた。

じつはお母様が、今年の五月に、九十二歳で亡くなったのだという。

阿川さんは、母親をショートステイのつもりで高齢者病院に入院させた。ところが、このコロナ騒ぎで、継続入院になり、入院中は感染の恐れがあるため、面会謝絶になってしまった。

それであるとき、アメリカに住む弟さんが、ネットを通じて面会できないかと言い出したところ、実際に病院が対応してくれたのだという。

素晴らしいアイデアだと思った。阿川さんは息をしてるとか、ちょっと手を振ったというのが見られるだけでも安心したという。

さらに、お母様の葬儀には、弟さんがリモートで参加したことも教えてくれた。いまこの時期にアメリカから帰国しても成田で足止めされたり、二週間自宅待機をするなどの制限がある。

だから、病院と同じようにお寺にパソコンを設置して、お母さんの棺の方向に向け、弟さんはお坊さんがお経をあげる間、アメリカの地で喪服《もふく》を着て手を合わせたそうだ。

間違いなく、新しい時代が始まりだしている。このウィズ・コロナの時代、離れることが大切な人を守ることになる。そこで問われるのが、離れながらも、どうつながるかということだ。

たとえ葬儀に人が集まれなかったとしても、形を変えて、心はつながることができる。

改めて思う。「死」は決して恐れるべきものではない。日常のなかにあって良いのだ。

医師として、患者として

まだ暑さが残る二〇一九年九月半ば、僕は愛知県を訪れた。

同年八月に刊行された『緩和ケア医が、がんになって』（双葉社）の著者・大橋洋平さんに会いに出かけたのだ。

タイトルからもわかるように、この本はがんを患う大橋さんの闘病記だ。しかし、そこには決して悲壮感は漂っていない。自由奔放な語り口やユーモアからは、彼の明るさが伝わってくる。文は人なり。実際に会って話を聞いてみても、やはり想像どおりの人柄だった。

大橋さんは、一九六三年生まれの五十六歳（当時）。愛知県ＪＡ厚生連「海《かい》南《なん》病院」（愛知県弥《や》富《とみ》市）で、長年にわたって医師として緩和ケアに携わってきた。

地元の三重大学医学部を卒業後、一九八八年から県内の総合病院で内科医として働き、二〇〇三年からの一年間は大阪の病院でホスピス研修を受けた。そして、翌〇四年から海南病院の緩和ケア病棟で働き始めたのだ。

そんな大橋さんに異変が起きたのは、二〇一八年六月四日のこと。消化管からの大量出血で緊急入院し、胃に悪性の腫瘍が見つかった。病名は消化管間質腫瘍「GIST（ジスト）」。一〇万人に一～二人の希少がんだ。医師として働き始めてからちょうど三〇年目の大病となった。

実は、内科医時代の大橋さんの専門は消化器だった。そのことから、大量出血があった時点で腹をくくったという。ただ、最初は胃がんだと思っていた。

ジストという病名を告げられた時、詳しいことはわからなかった。主治医からは「腫瘍が五センチほどであれば手術後の再発・転移のリスクは低い」という説明を受けた。

しかし、大橋さんの腫瘍はその時すでに一〇センチ。腹をくくっていたつもりが、さすがに「これはえらいことや」と思ったそうだ。

主治医からの告知を振り返り、大橋さんは僕にこんなことを語ってくれた。

「私は緩和ケア医なので、これまでも患者さんの苦しみに目を向け、寄り添ってきたと自負していました。

たとえば、患者さんにとって病気の告知は大きな苦しみになります。そのことは緩和ケアの研修会で何度も聞いてきたし、私自身も声を大にして言ってきました。

しかし、自分自身が告知を受けてみて感じたのは、なんだかんだで以前は他人事《ひとごと》だったということです。自分のことになると、やっぱりすごく苦しかったんです」

患者になったその日から、大橋さんは次々により大きな苦しみを味わうことになる。

入院一二日目に行われた手術は無事に成功。胃のほとんどを摘出《てきしゅつ》した。三〇センチにも及んだ傷は痛んだものの、六月末には退院し自宅に戻ることもできた。

ところが、退院から一週間ほど経った七月初旬、病理検査の結果説明で衝撃的な事実を告げられることになる。

ジストの悪性度は、腫瘍細胞分裂像数という数値で表される。この数値は腫瘍の増殖能力を表すもので、「五」を超すと高リスクとなり、再発率は四〇%を超える。

「私の場合、この数値が一八一もあったんです。最初に聞いた時には『一八の間違いじゃないの？』と思いました。

しかし、レポートには間違いなく〝一八一〟と書いてあったんです。その時点で『そう遠くないうちに再発・転移がやって来るのか……』と自覚しました」

とはいえ、一縷《いちる》の望みにかけて抗がん剤治療を始めた。グリベックという治療薬を三年間、毎日服用するというスケジュール。ただし、ここにもまた大きな苦しみがあった。

下痢や吐き気、胸やけ、食欲不振などの副作用だ。大橋さんは著書のなかで、このことを

「拷問《ごうもん》」と表現している。加えて、いつ再発・転移してもおかしくないという大きな不安……。

それでも、ほんの少しずつではあるものの、状況は良くなっていった。手術の後はほとんど何も喉《のど》を通らなかったが、年が明けたころにはわずかながら食べられるようになっていた。副作用の苦しみにも慣れ、メンタルも徐々に前向きになりつつあった。

あきらめる、そして頑張る

しかし、病は容赦してくれない。一九年の四月八日、ＣＴ検査で肝臓への転移が見つかったのだ。

「これまで、医師として数えきれないくらい患者さんの肝臓転移を見てきましたが、私のＣＴ画像は一見して明らかにそれとわかるものでした。

あれだけ副作用に苦しんだグリベックがまったく効いていなかったと思うと、最初の告知や一八一という数値以上にショックが大きかったです。まさに文字通り、へこみましたね」

ジストを発症する前の大橋さんは、体重が一〇〇キロを優に超えていた。それが闘病生活を送るなかで、四〇キロも落ちたそうだ。

さらに、肝臓転移が判明してからは、食べる量は変わっていないのに一週間で三キロも痩せたという。

「身体って正直なんやなって思いました。昔は、私と同じように『ショックで体重が減りました』なんて言う患者さんに対して『同じ量食べてるのに、そんなわけないやろ』と思っていたんです」

　時間が経つに連れて大きくなる苦しみ……。にもかかわらず、大橋さんはどうして挫《くじ》けなかったのだろうか。その理由を尋ねてみた。

　すると、彼は「鎌田先生には本当に申し訳ないんですが……」と前置きをしてから一言、「あきらめたんです」と答えてくれた。

　なぜ僕に申し訳ないのか。

　すでに気付いている人もいるかもしれないが、過去に僕が『あきらめない』という本を書いているからだ。これには思わず、声を出して笑ってしまった。

　確かに大橋さんの『緩和ケア医が、がんになって』の帯には、大きな文字で次のような言葉が掲載されている。〈あきらめる、そして頑張る〉と。

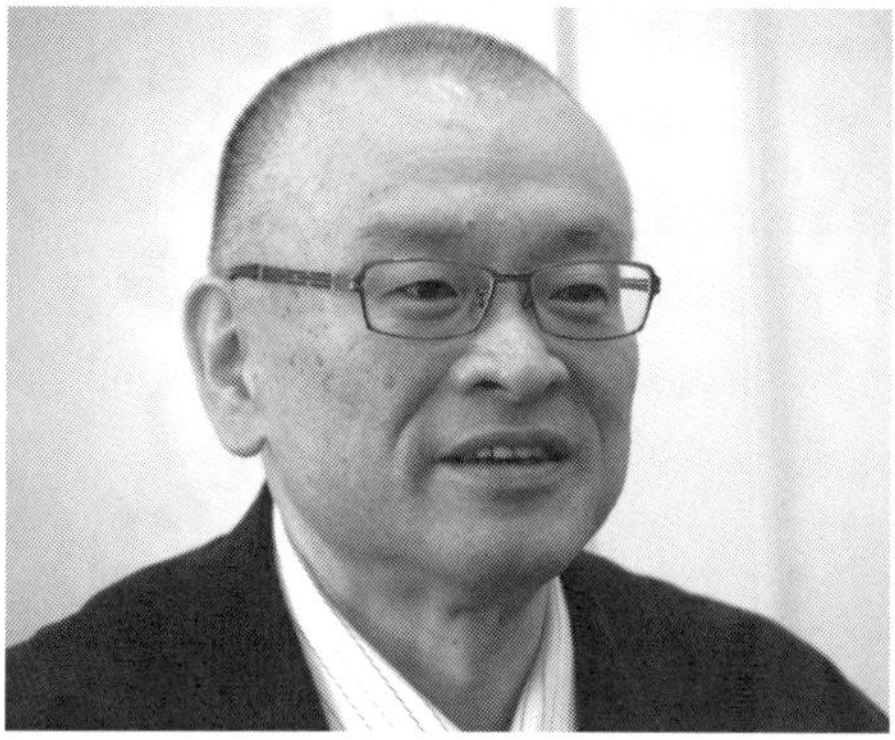
大橋洋平さん

「いや、何も生きることをあきらめたわけじゃないですよ。病気によってできなくなったことや、したいと思っていたことをあきらめたんです。

たとえば、私は食べることが大好きでした。いつも平気で二人前は食べていたくらいです。だけど、胃をほとんど摘出し、抗がん剤の副作用がある身体ではろくに食べることができません。一番酷い時には、ティースプーン一杯のコーヒーを飲み込むのもやっとでした。そこで、まずは食べることをあきらめたんです」

あきらめる前までは、食べられないことに焦《あせ》りを感じていたという。食べなければ体力も落ちるし、抗がん剤の効果も弱まる。そう考えていたからだ。

しかし、一八年の末になって「食べられなくても半年も生きられた。仮に食べられるようになったとしても、死ぬ時は死ぬものだ」と思えた。そして食べることをあきらめ、欲しい時に食べられるだけ食べるようにしたのだ。

これが奏功《そうこう》した。というのも、食べることをあきらめてからは、肩の荷が下りたのか、徐々に食べられるようになったというのだ。

大橋さんによると、緩和ケアや終末《しゅうまつ》期《き》医療《いりょう》の世界では、医療者は患者に対して、しばしば〝自分らしく生きよう〟だとか〝より良く生きよう〟といった声をかけるという。これについても、大橋さんには一つの考えがある。

「もちろん、そうできる人はそれで良いと思います。ただ、確実に弱っている患者からすれば、そもそも〝良く〟なんて生きられません。

だから、自分らしく生きることやより良く生きることはあきらめる。私の場合は、その代わりにしぶとく生きれば良いと割り切りました」

他にも、闘病生活に入った大橋さんは、退院後に二〇年近く乗った愛車や携帯電話を手放した。特に、携帯電話を解約したことは大きかったという。

「病院勤務の医師にとって、携帯は絶対に手放せないものです。当直ではなかったとしても、自分が主治医の患者さんに何か不測の事態が起きた際には、それがいつ何時であっても病院から連絡が来るんです。

そんな生活を三〇年も送ってきたので、実際に携帯を手放してみるととても身軽になった気がしました」

患者風を吹かせて

本の帯には、「あきらめる」だけでなく、「そして頑張る」とも書いてある。僕は、『がんばらない』という本も書いている。

〈あきらめる、そして頑張る〉大橋さんと、〈あきらめない、そしてがんばらない〉カマタ。

不思議にもまったくもって正反対なのだ。

では、大橋さんは具体的に何を頑張るのか。僕がそう問いかけると、次のように答えてくれた。

「やはり、まずは生きていくことに頑張っていきたいんです。昨年（二〇一八年）の暮れに、激動だった一年を振り返るつもりで、朝日新聞の『声』欄に投書をしました。これが掲載となり、一九年の年頭に同紙の取材を受けることになったんです。

それもインタビュー記事として三月に掲載され、次はその紙面を見た双葉社の編集者から連絡をいただきました。そして、この本をつくることになったんです。その時から、一冊の本をつくるということが具体的な目標になりました」

患者の苦しみを和らげることを目的とした緩和ケアにとって、ライフレビュー（人生を振り返ること）は有効な一つの手段と言える。大橋さんの場合は、本の執筆がそれに当たったのだろう。

「もちろん病気はない方が良いに決まっています。だけど、病気があるからいまの自分がある。本を執筆する際に、自分自身の人生を振り返ったことで、そう思えるようになりました。

ジスト自体はまったく嬉しくありませんが、ジストがあったからこそ、鎌田先生をはじめとした多くの方々にも新たに出会うことができたわけです。

あと、ジストを患ってから多くの旧友たちが連絡をくれました。みんなが私のことを気遣ってくれて、本当に温かく接してくれる。そのこともいまの生きがいになっています。

本を刊行してからは、みんなに『最後のお願いやから一冊買ってくれ』と頼みました。すると、たくさんの人が快く応じてくれたんです。

ただ、すべて読んでくれたある友人に『おもしろかったらぜひとも周囲に勧めてくれる？今度こそホンマに最後のお願いやから』と言うと、『おまえ、最後のお願い詐欺やな』と言われましたが（笑）」

大橋さんは著書のなかで「セレンディピティ」という言葉を使っている。「セレンディピティ」とは、思いがけない幸せに巡り合うことを意味する。

確かに、ジストになっていなければ、新たな出会いはなかったかもしれない。しかし、それでもそうした出会いをセレンディピティと捉えることは簡単ではないはずだ。どうして大橋さんは、そう捉えることができたのだろう。

「私は決して陽気な人間ではないと自覚しています。ただ、病気をする前から人生はおもしろおかしく生きたいと思っていました。それはジストを患ってからも同じです。

あとはとにかくわがままに、やりたい放題に生きようと思っています。妻のあかねには、

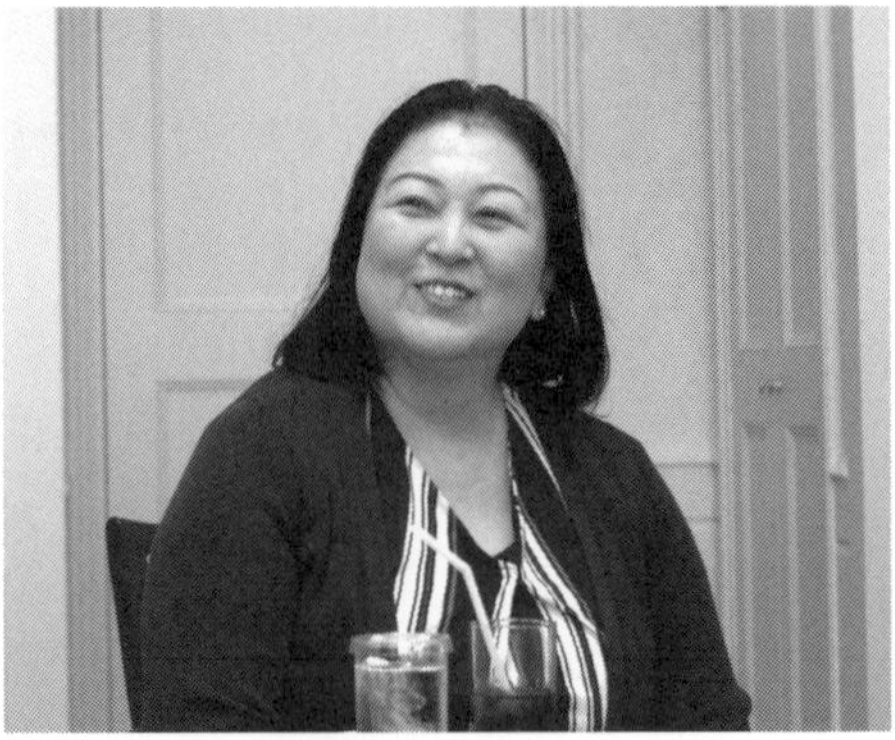

妻のあかねさん

俺は気遣わないけど、俺のことは気遣ってくれと、ここぞとばかりに〝患者風〟を吹かせているんです（笑）」

僕が大橋さんにお会いした日、あかねさんも同席してくださった。とても明るく、可愛らしい人だった。もともとは看護師で、ご主人とは職場で知り合ったそうだ。

夫がジストになり、初めのころはあまりの悲しさに気持ちがうまくコントロールできなかったという。あかねさんは、当時のことを次のように語ってくれた。

「言葉が追い付かないくらいショックでした。しかし、いまでは主人の病気のことも笑って話せるようになりました。

以前は仕事ばかりで、家庭を顧みることがなかった主人ですが、いまは一緒に過ごせる時間が長くなりました。そのことには、本当に感謝しているんです」

あかねさんの言葉のとおり、現在はどこに出かけるにも一緒。大橋さんの言葉を借りると、夫がジストになってからは〝専属の看護師〟に就任したというのだ。

実は僕が話を伺った当時も、大橋さんは非常勤の医師として週に四日、海南病院で勤務していた。ただ、大橋さんが常勤を辞して非常勤になったのは、ジストが発症する前のことだった。

「ただ単に、常勤がしんどくなっていたんです。先のことは特に考えていませんでした。常勤を辞めて、一度楽になってから考えれば良いと思っていたんです。

いま思うと、病気になる前に非常勤に慣れていたから、手術の後に職場復帰することができたように感じています」（大橋さん）

もしかすると、常勤を辞めようと思ったのは虫の知らせだったのかもしれない。大橋さんの話を聞いて、僕はふとそんなことを考えた。

夢や希望ではなく目標を持つこと

本のなかで、大橋さんは面白いことを主張している。がん患者になったら交通費半額、レストラン三割引きという制度を提案しているのだ。その意図を尋ねた。

「元気な時は一人で出かけられた場所にも、いまでは妻の付き添いなしには行けません。となると、交通費が倍かかる。半額になれば、もっと出かけやすくなると考えたんです。

レストラン三割引きについては、私はいまも一人前を食べることができません。これも半額でも良いのですが、せめて三割引きにならないものかと思ったんです」

この提案には、僕も大賛成だ。とても良いアイデアだと思う。なぜなら、この制度が実現したとすれば、がん患者の気持ちが外へ向いて、社会的フレイル（虚弱）の予防につながるからだ。

最後に、僕はある質問を大橋さんにも投げかけた。それは、スピリチュアル・ペインについて。

僕が大橋さんに聞きたかったのは、一つは医師としてこのスピリチュアル・ペインをどう考えてきたか。もう一つは、患者としてこれをどう考えるかだ。

「スピリチュアル・ペインというと、多くの場合は〝霊的な痛み〟と訳されます。ただ、これでは鎌田先生がおっしゃるように、あまりピンとこない。

そこで、私が緩和ケアについて学んだNPO法人『対人援助・スピリチュアルケア研究会』では、スピリチュアル・ペインのことを〝無意味の苦しみ〟と捉えています。

たとえば、こんなことを口にする患者さんがいます。『家族や周囲に迷惑をかけるくらいなら生きていても意味がない……』『治らないのであれば、抗がん剤治療をしても意味がない……』と。

つまり、客観的な状況と主観的な思いのズレから生じる苦しみのことをスピリチュアル・ペインとしているのです。したがって、この苦しみを取り除くためには、ズレを限りなく小さくすることが大切です。

ただし、ズレを小さくするための声かけというのは難しいんです。なので、それよりはむしろ傾聴の方が重要になります。語れば思考が整理されるし、考え方にも変化が起きる。結局は、患者さんが自ら意味を見《み》出《いだ》すしかないんです」

ここまでが一つ目の問いに対する答えだ。では、患者としての大橋さんはどう考えているのだろうか。

「スピリチュアル・ペインを感じている時もあれば、和らいでいる時もあるというのが正直なところです。結局は、自分自身がどこに意識を向けるかなんだと考えています。

私自身は、苦しみから意識を逸《そ》らすためにも、一カ月先くらいの身近な目標を持つようにしています。遠い未来の夢や希望だと現実味がありませんが、身近な目標であればリアルに考えられるんです」

そこまで話した後、大橋さんは「私事で恐縮なんですけど……」と前置きをしてから、あることを打ち明けてくれた。

「実は、今日は私の五六回目の誕生日なんです。鎌田先生とお会いすることが決まってから、今日を迎えることを目標にしてきました。おかげさまで嬉しいバースデーになりました」

夢や希望は持てないかもしれないけれど、目標なら持てる。これはすごいなあと思った。

苦しい時に夢を持てと言われても、簡単ではない。そんな時でも、目標なら持てる。

この日、彼は誕生日まで生きる目標を達成した。

そして、また新しい目標へのスタートを切った。彼は負けない。


大橋先生、感動しました。心から拍手、拍手です。

第2章

此《し》岸《がん》と彼《ひ》岸《がん》を分けるもの

亡き人への手紙

東日本大震災の被災地でも「死」について考えてみたい。

岩手県陸前《りくぜん》高田《たかた》市の広田半島。ここには、震災で大切な人を亡《な》くした人々の思いを静かに受け止めてくれる場所がある。

半島の森のなかにひっそりとたたずむ「漂流ポスト3・11」だ。

大切な人を失った人々の心は、そう簡単には癒やされない。どれだけ時間が経《た》っても、友人はもちろん家族にさえ胸の内を吐露《とろ》できないことだってある。「漂流ポスト」には、そんな人々が亡くなった人に対して綴《つづ》った手紙や葉書が届くのだ。

円筒状のレトロなポストが設置されているのは、ガーデン・カフェ「森の小舎《こや》」の店先。

ここのカフェを営む赤川勇治さんによって、震災から三年後の二〇一四年三月に設置された。僕が漂流ポストを訪れた二〇一九年四月の時点で、すでに五〇〇通を超える手紙や葉書が届いていた。

震災以降、僕はずっと陸前高田市に通ってきた。だから「漂流ポスト」のことは、どこからともなく運ばれてきた風の便りによって、ずいぶん前から知っていた。いつかその関係者に話を聞いてみたいと思っていて、それがようやく実現したのが一九年四月だったのだ。

緑に囲まれた住宅地。県道から舗装されていない道に逸《そ》れ、静かな森のなかを少し進むと赤いポストが見えてくる。そしてその奥には、三角屋根のおしゃれな建物。ガーデン・カフェ「森の小舎」だ。

店先で僕と同じ年のころの小柄な男性が出迎えてくれた。よく日に焼けた肌に白髪。それが赤川さんだった。

赤川さんがこの地でカフェを始めたのは二〇一〇年のこと。自宅は奥州《おうしゅう》市内。若いころから憧れていた田舎暮らしを実現するために、広田の地にいまの建物をつくった。

当初はカフェを経営するつもりはなかった。それが、森のなかの静けさを気に入ってくれた友人たちから薦められ、カフェを始めることにしたのだという。

しかし、オープンの翌年に震災が起きる。

こんな呑気《のんき》なことをやってる場合じゃない。そう思った赤川さんは、カフェを畳んで奥州市の自宅に戻ることにした。ただ、心残りだったのは被災した近隣の人々のこと。結局、赤川さんは二日置きに、自宅から広田まで食料を運んだそうだ。

ある時、近隣の人々からこんなことを言われた。

「もう疲れ切った。一服がしたい」

「カフェが無事なら再開してほしい」

ある人からは「海のそばだけど、海が見えない場所でゆっくりしたい」とも言われたという。赤川さんのカフェは、森のなかにあるので、すぐ近くに広がっている海が見えないのだ。

それらの言葉に背中を押され、電気やガス、水道が復旧した七月末に、赤川さんは広田の地に戻った。

そして八月中旬にカフェを再開。さすがに年内はそれほど多くの人は訪れなかったが、翌年からはかつてのお客さんが徐々に足を運んでくれるようになった。

「ここへ来る方々は、家族や友人には打ち明けられない胸の内を、なぜか私には話されるんです。悔しかったのは、話を聞いて差し上げることはできても、皆さんの言葉に何も返せなかったことです。だから、ただうなずいて、黙って聞くしかありませんでした」

ただ聞いているだけでも人のためになるのかもしれない。そう思った赤川さんの頭に浮かんだのは、ここに来ることができず、いまなお誰にも胸の内を打ち明けることができていない人々のことだった。

「それで思いついたんです。一行でもいいから思いの丈を綴ってスッキリするのであれば、ここで手紙や葉書を受け取ればいいんじゃないかって。カフェでじっと耳を傾けるように、ここでただ手紙や葉書を受けて差し上げようって。

その上で、まだ話すこともできない人のために、ここに届いた手紙や葉書は誰でも閲覧できるようにしようと閃《ひらめ》きました。そうすれば、自分だけがつらい思いをしているわけじゃないことに気がつけると思ったんです。そうして『漂流ポスト』を始めたんです」

書くことが癒やしの第一歩

届くのは亡くなった方宛ての手紙。それらには行き先がないから「漂流ポスト」。

僕はこのネーミングが絶妙だと思う。きっと遺《のこ》された人々は、書くことで少しずつ癒やされていくのだろう。ある時からは、震災で大切な人を亡くした方々以外に、病気や事故で家族や友人を亡くした人からも手紙や葉書が届くようになったそうだ。

「誰かに手紙を書こうとすると、ペン先に必ず相手の顔が浮かぶものです。皆さん、気持ちを文字に置き換えることで、気が楽になっているんじゃないでしょうか」

届いた手紙は、カフェの裏にある青い外壁の小さな小屋で閲覧できるようになっている。

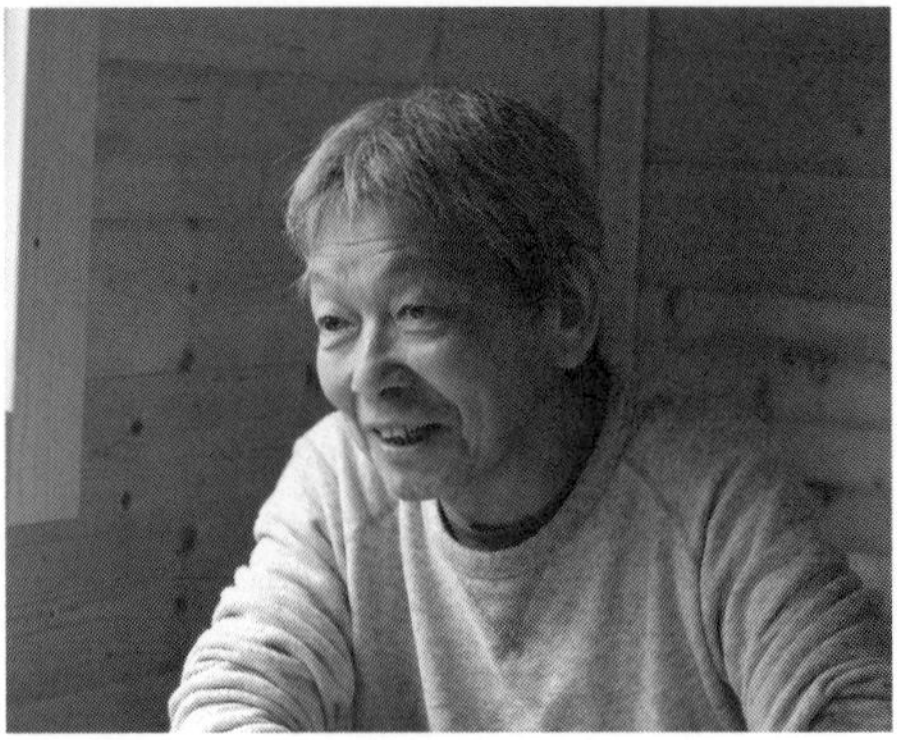

赤川勇治さん

この小屋の表には小さな椅子が二つ並んでいる。

赤川さんいわく、ここで手紙を閲覧する人の行動はみんな同じだという。小屋のなかで人知れず涙を堪えて手紙を読む。それが終わると、表の椅子に腰かけてボーっと空を眺めるのだ。

「実は閲覧のための小屋はカフェよりも少しだけ高い位置につくってあります。手紙を読み終わった方が一様に空を仰がれるので、少しでも空に近いほうが良《い》いだろうと思ったんです。あと、外壁も私が自分で空の色を塗ったんです」

数年ほど前からは、手紙を書いた本人が実際にここを訪れることが増えてきたそうだ。

そんな人たちがカフェに到着して、最初に取る行動にも一つの傾向が見られるという。ほとんどの人が、円筒状のポストの上部に手をかけて、涙を流しながら話しかけるのだ。

「こちらから尋ねるわけにはいきませんが、きっとここに手紙を出された方なんでしょうね。『やっと来られた』『一人で寂しかったでしょ？』って話しかけてるんです。皆さんにとって、ポストが亡くなった方の身代わりになってるんです。手紙を読んでも、ほとんどの方は亡くなった方がここにいるものだと思っておられますね」

僕が訪ねたころ、福岡県から毎月二、三通の葉書が届いていたそうだ。差出人は高齢の女性。亡くなられた娘さんに宛てられたそれらの葉書には、たとえば「○○ちゃんのいるところは、そろそろ寒くなってきたでしょ」と書かれている。

一方通行ながら、差出人の女性は亡くなった娘とコミュニケーションを取っているのだ。そして、そのお母さんにとって、娘の居場所は岩手県の陸前高田市なのだろう。

僕はいまも、末期がんの患者の回診を毎週行っている。その時に、患者のこれまでの来し方を、枕元に座ってじっと聞くことがある。静かに、ただ相《あい》槌《づち》を打ちながらじっと。医療の世界で言われるナラティブ・セラピーだ。

自分の人生を物語っていくうちに、多くの人が自分の人生に意味を見《み》出《いだ》すことができるようになる。つらいこともあったけれど、全体を見ると良い人生だったと。

だからこそ、聞いてくれる人、相槌を打ってくれる人が必要なのだ。しかし、実際には医師不足などの問題もあって、なかなか聞いてくれる人はいないのが現状だ。

その意味では、日本中の人々が胸の内を吐露できる「漂流ポスト」の存在意義はとてつもなく大きいように思う。

手紙や葉書を書くことが、遺された人々の癒やしの第一歩となる。そして、そのうちに元気になって「漂流ポスト」に実際に足を運ぶようになる。

きっと、訪問する際にも「どうしようかな」とか「大丈夫かな」とか、いろんな思いが湧いてくるんだと思う。それでも訪れてみる。その過程でだんだんと救われていくのだろう。

娘の夢だった看護師を目指す

宮城県仙台市に住む清水和《かず》子《こ》さんは、娘家族を津波によって亡くした。

震災当時、清水さんは准看護師として働いていた。震災の後も仕事を休むことができず、行方不明になった娘家族を探せなかったことが最大の後悔だという。

清水さんが「漂流ポスト」宛てに初めて書いた手紙にはこうある。

あなたたちを守ってあげられず、行方不明になっても、休みがもらえず、探してあげられず、本当にごめんなさい。

その清水さんにも話を聞くことができた。

「震災から二年間は毎日のように死にたいと思っていました。それが、手紙を出したことが

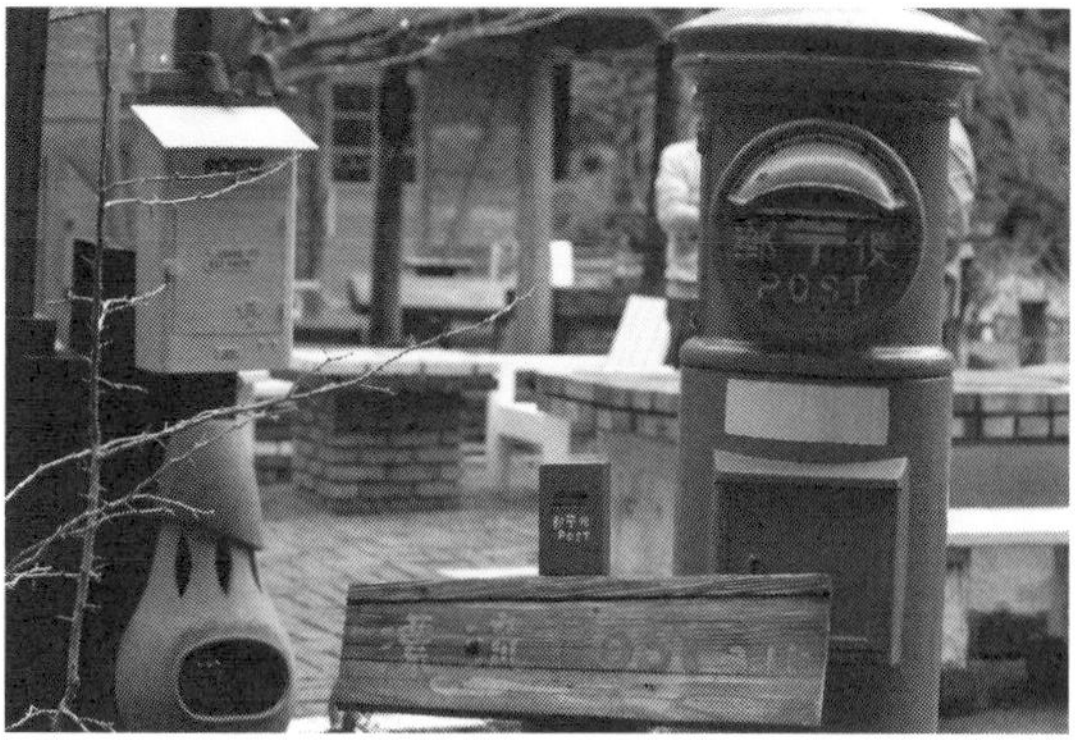

漂流ポスト

きっかけになって、少しずつ前向きになれたんです。メールは返ってきちゃうけど、漂流ポストだと届いている気になるんです」

震災以降、ずっと励まし続けてくれた知人がいた。ある時に、清水さんはその方も自分と同じように娘を亡くしていたことを知る。

「自分を恥じました。娘さんを亡くされているのに、毅《き》然《ぜん》と私を支えてくれていたんです。

その方の娘さんは看護師として働かれていたそうです。その話を聞いて、私はあることを思い出しました。私の娘も看護師になることが夢だったんです」

その日から、清水さんには目標ができた。亡き娘の夢を叶《かな》えるためにも、正看護師の資格を取ろうと決意したのだ。

とはいえ、当時すでに六十四歳だった清水さん。准看護師として働きながら、看護学校と放送大学で学ぶことは並大抵ではない。

二年連続で試験に落ちてしまった。しかし、清水さんの覚悟は決まっていた。三年目は一日一〇時間の勉強に励み、ついに念願の正看護師の資格を取得することができたのだ。

清水さんは、僕が話を伺った時もサービス付き高齢者向け住宅で看護師としてバリバリ働いていた。また、ライフワークとしてずっと傾聴ボランティアも続けてきたという。

三〇年以上にわたって「死」と隣り合わせの医療の現場に身を置いてきただけでなく、大切な娘家族を亡くされた清水さん。僕は、彼女が「死」のことをどう考えているのか尋ねてみた。

「以前は怖いものだと思ってました。だけど、誰だっていつかは死ぬもの。いまは怖いとは思いません。むしろ、早く娘家族に会いたい。ただ、それはいますぐにというわけじゃなくて、娘の夢だった看護師として身体《からだ》が許す限り働き通してからですけどね」

清水さんと同じく宮城県仙台市に住む佐藤せつ子さんは、消防署で働いていたご主人を津波で亡くした。

彼女は、ある時の手紙に次のように綴っている。

昨夜夢を見ました。知らない町を旅行していました。知らない消防署にも行きました。カニを食べました。外国なのか、仮設住宅なのかわかりません。でも、穏やかな優しい顔でした。

六月十四日は、還暦を迎える日でした。消防署にケーキを届けました。一人で寂しい夜でした。あなたはいつまでも五十六歳。私はあなたを追い越し、五十八歳になりました。穏やかで、心静かな気持ちで、そちらの世界で過ごしていけるように願っています。会いたいです。

孫たちの小学校への入学や、息子家族との同居が始まることなど、佐藤さんはことあるごとに手紙を書いてご主人に報告している。

そこには、日を追うごとに少しずつ前向きになる気持ちと、どれだけ時間が経とうと決して乗り越えることができない思いとが、同居しているように感じられる。

実は、清水さんと佐藤さんは、それぞれ手紙を書くうちに「漂流ポスト」に通うようになり、ある時に赤川さんのカフェで知り合ったという。意気投合した二人は、いまでは「漂流ポスト」に来たついでに一緒に温泉に出かけるほど仲良しだという。

赤川さんは年に一度、漂流ポストに届いた手紙を近くの寺で供養《くよう》している。「ただ預かるだけでは申し訳ない」との思いからだそうだ。二〇一八年の供養の際には、清水さんと佐藤さんも一緒に寺を訪れてくれた。

「清水さんや佐藤さんのようにここで知り合われる方は少なくありません。実は、そんな方々から宿題を出されているんです。年に一度でいいからここで集まりたいと。近いうちに開催して差し上げたいですね」

人生を漂流してきた不良

二〇一八年の三月、まだ寒さが残る時期に五十代後半くらいの男性が「漂流ポスト」を訪れた。閲覧の小屋には暖房がない。しかし男性は、三時間ほど小屋に閉じ籠もって手紙を読んでいた。

「その後、カフェに立ち寄られたので、手紙の感想を尋ねてみたんです。するとその男性はひとこと『その前に、表の写真を撮らせてください』と言って、外で一生懸命に写真を撮るんですよ」

赤川さんいわく、結局手紙の感想は聞けずじまい。しかし帰《かえ》り際《ぎわ》に、男性は赤川さんにメールアドレスを尋ねてきたという。「自宅に戻ったら、撮影した写真を送ります」と。

そして三日後、男性からメールが届いた。メールには写真が添付されており、本文にはこんなことが綴られていた。

実は、その男性は末期がんを患《わずら》っており、医者から余命いくばくもないと宣告を受けてい

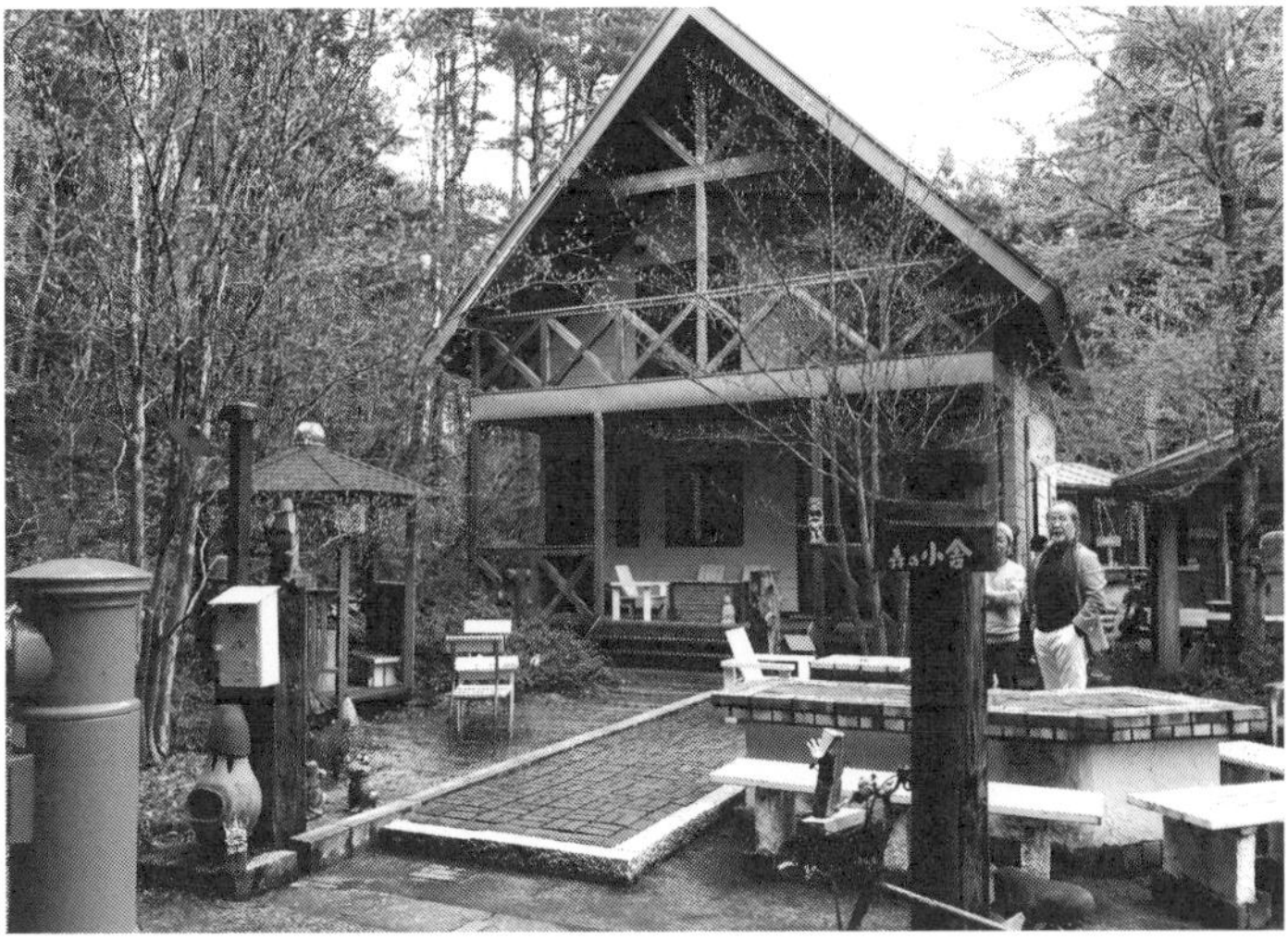

ガーデン・カフェ「森の小舎」

たのだ。遺された人々の生の声を閲覧できることを知って、大阪からはるばるやって来たという。

二人の息子のうちまだ二十歳になっていない次男と、両親には病気のことを話せていなかったそうだ。

「そんな方が来られるとは思ってもみませんでした。どうにか返信はしましたが、ただただ少しでもお元気で過ごされることを祈る以外に、私には何もできませんでした」

いまとなっては、遺された方だけでなく、これから大切な人を遺して先に旅立つであろう人までもが「漂流ポスト」を訪れているのだ。

赤川さんと会ってすぐ、僕は彼からにじみ出る気配を感じ取って、「赤川さん自身がこれまで漂流してきたんでしょ？　不良だったんじゃないの？」と尋ねた。

　すると彼は「どうしてわかったんですか？」と照れくさそうに笑った。

　大学を卒業した赤川さんは、東京でフィルムカメラのメーカーに就職。二十七歳で脱サラし、田舎暮らしに憧れて妻とともに現在の奥州市に移住した。赤川さんの漂流はそこから始まったのだ。

「新入社員の時には、会社始まって以来の異端児と呼ばれてました。移住を決めた当時、東京からこっちに越してくる人なんていないもんだから、まるで犯罪者扱いでしたよ。どの不動産屋に行っても門前払い。

　そんななか、ようやく一軒の不動産屋が部屋を貸してくれました。震災の時に地域の人たちのために広田に通ったのは、その時の恩があったからなんです」

　移住後、前職の経験と人脈を活《い》かして写真機材の会社を起こし、一時は東北に三六店舗を構えるまでに成長を遂げた。そして、仕事をリタイアした二〇一〇年に、広田の地でカフェを始めた。

「妻も誘ったんですけどね。『行きたかったら、一人で行ったら？』って。この歳《とし》の単身赴任は良いもんですよ」

　以来、冬場は奥州市の自宅で過ごし、春先から秋口にかけては広田で生活しているという。

そんな赤川さんだが、「漂流ポスト」を設置してからは、毎日「死」と向き合うことになった。赤川さんにとっての「死」とはどういったものなのだろう。

「ここに届く手紙に毎日目を通していると、それはちょっと言葉では説明できないですね。一つだけ言えるのは、震災前は『死』なんて考えたこともなかった。それが、震災を機に『死』が頭から離れないものになったということくらいです」

彼は七十歳になった。これを機に「森の小舎」は閉じることを決めた。週末になるとカフェのお客さんが多くなり、遠くから漂流ポストを訪ねてくる方のお相手ができなくなってしまっていて、漂流ポストをしっかり守っていくことに専念しようと決めたのだ。

新型コロナウイルスによる重症肺炎で人工呼吸器につながれながら亡くなった人の死は残酷だ。家族は立ち会うこともできず、手を握ってあげることもできず、思いを聞いてあげることもできない。遺された家族の想いは複雑だろう。

やがてその悲嘆を癒すために漂流ポストに手紙がやってくるのではないかと思う。

ヒンズー教に人生を「学生期」「家住期」「林住期」「遊行《ゆぎょう》期」の四つの時期に区分する「四住期」という考え方がある。最後の「遊行期」は、いわば「死」の準備期間のようなものだ。

僕はこの「遊行」という言葉を、「先入観やこだわりを捨て、自由な感性で生きること」と勝手に解釈している。赤川さんは、実に優れた「遊行期」を生きているように思う。

「いやいや、私は何もしてませんよ。ただここでボーっとして、郵便屋さんが持ってくるものを受け取ってるだけですから」

何もせず、ただそこにいることが大事なんだ。人生を漂流してきた不良は、いまでは森に住む仙人のようになった。

魂の存在を信じるか。

人の命は、死んだらそれで終わりなのだろうか――。きっと、誰もが一度はそんなふうに考えたことがあるはずだ。

僕はまわりの医者たちに比べれば、少し風変わりな医者かもしれない。それでもやはり、医者であることに違いはないから、科学的な立場で物事を考える癖《くせ》がついている。

だから、「魂は存在していると思いますか？」と聞かれたら、基本的にはいつも「思わない」と答えるようにしている。

医療の世界には、「死の三兆候《ちょうこう》」という考え方がある。すなわち「心臓拍動停止」「呼吸停止」「瞳孔散大・対光反射停止」の三つの兆候が表れた時に、医者は「死」の判定を下《くだ》すことになっているのだ。

言うまでもなく、医療は科学的な見地を拠《よ》り所《どころ》としている。したがって、魂の存在を認めるわけにはいかないし、「生」と「死」の間には明確に境界線が引かれている。

しかし一方で、これまで医者としていろんな患者と接してきて思うのは、魂の存在を信じている人、つまり「人の命は、死んでも終わらない」と考えている人の方が、困難や苦悩、絶望を乗り越えられているのではないかということだ。

存在するかしないかではなく、存在を信じるか信じないか。信じない人よりも信じる人の方が、生き方の知恵というか、苦境を乗り越えるパワーみたいなものを持っている気がするのだ。

そんなことを考えていたある日、不意《ふい》に僕の頭のなかに、シャーマニズム（シャーマン＝巫女《みこ》や祈禱師《きとうし》などを介して霊的存在と交渉する宗教様式）という言葉が浮かんできた。

科学技術が発展してきた近代は、いわばシャーマニズムを否定してきた時代とも言える。しかし現代では、その状況が変化しつつある。ここ二〇年くらいの間に、再びシャーマニズムがじわじわと人々の関心を集め始めているというのだ。

実は、一〇年ほど前に、僕は青森県の恐山《おそれざん》でイタコ（北東北で口寄《くちよ》せを行う巫女《みこ》）に口寄せをしてもらったことがある。

僕を生んでくれた父と母は、わけあって子どもを育てることができず、僕を手放した。そんな僕を拾ってくれた夫婦がいた。つまり僕には、生みの親と育ての親がいるのだ。

生みの親には、その後一度も会ったことはない。育ての親には、感謝してもしきれないのだけど、二人が亡くなる前に「ありがとう」の一言が言えなかった。だから僕は、イタコに「養父の魂を降ろしてくれ」と頼んだ。

するとイタコは、「それよりも、まずは実父に会いなさい」と言うのだ。

イタコの口を借りた実の父は、僕に向かって「すごく心配していた。ずっとあの世から見ていた」と言った。ちょっとだけ嬉《うれ》しかった。何も好んで僕を捨てたわけじゃなかったんだ。そう思えたのだ。

以来、本を書く時にも、生みの両親のことを悪く書かないようにと意識するようになった。

シャーマニズムは、「生」と「死」の境界線をどう捉えているのだろう。シャーマニズムについてもっと知りたくなった。なかでも、「死」について考えるには、沖縄のシャーマニズムが良いのではないかと僕は考えた。

なぜなら、沖縄には戦前まで「洗骨《せんこつ》（土葬のあと一定の期間を置いてから骨を酒や海水で洗い、再び埋葬する）」という風習があったり、現在も「ニライカナイ（海の彼方《かなた》、あるいは海底にあるとされている理想郷）」という独特な他界概念《たかいがいねん》があったりする。そんな沖縄には、「死」を身近に置く文化があるのではないかと思ったからだ。

そこで、まずは沖縄のシャーマニズムに詳しい人に話を聞こうと、跡見学園女子大学の塩《しお》月亮子《つきりょうこ》教授を訪ねることにした。

死者を身近に感じる文化

沖縄のシャーマニズムといえば、多くの人が真っ先にノロやユタの存在を思い浮かべるのではないだろうか。

どちらも霊的な能力を持った人がその役割を務めていることは知っていたが、違いはどこにあるのか。塩月教授はこう解説してくれた。

「ノロもユタも、基本的には女性ですが、ユタには時々男性の方もいらっしゃいます。

ノロは、琉球《りゅうきゅう》王朝時代には公的な祭司でした。いまでこそ公的な立場にはありませんが、昔と変わらず地域の祭祀《さいし》を司《つかさど》り、人々からも尊敬を集めています。

他方、ユタは民間の巫者《ふしゃ》のことで、主に祖先崇拝と絡《から》めて『死』についての相談事に乗ります。あくまで民間であることから、琉球王朝時代や第二次世界大戦の際には、権力側から睨《にら》まれ、弾圧されたという歴史もあります」

興味深かったのは、塩月教授がユタを「野のカウンセラー」と呼んでいたことだ。

彼女によると、ユタの仕事は何も口寄せだけではないそうだ。人々は幸せを感じている時にはユタに相談はせず、不幸を感じた時にユタを訪ねるという。夫に逃げられたとか、破産してしまったとか。あるいは、嫁姑問題とか、子どもが病気になってしまったとか。

そこでユタは不幸を乗り越えるための具体的なアドバイスを行う。

「たとえば、井戸を掃除しなさいとか、お墓参りをして先祖を供養《くよう》しなさいといったことを提案するんです。なかには、ユタと一緒に先祖とつながるところを全部歩いて拝みなさいと、簡単にはできないような提案をされた方もおられますね」

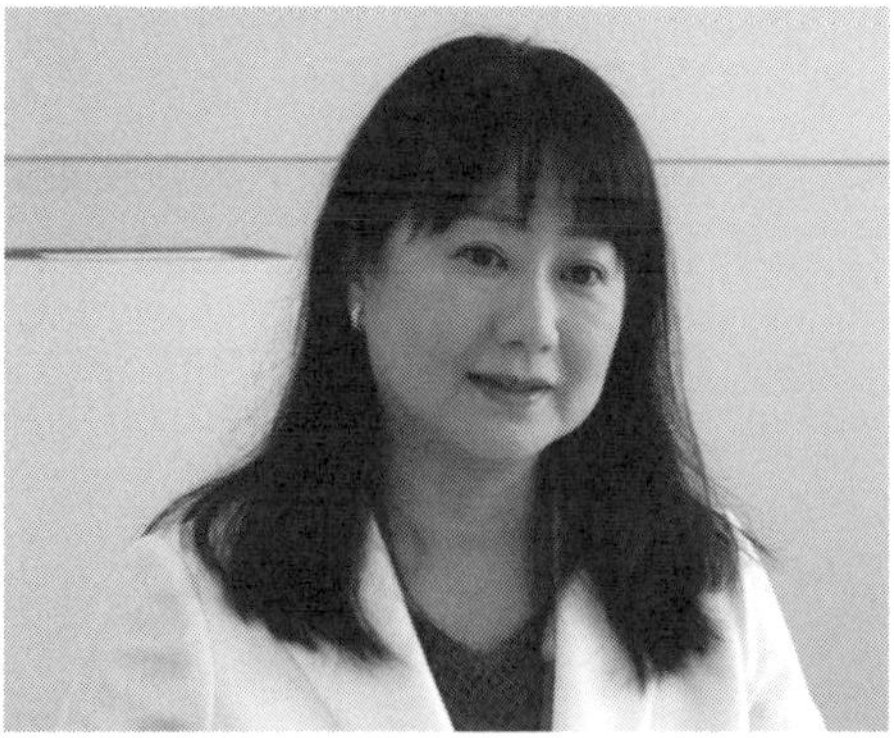

塩月亮子教授

思えば、僕もイタコから「長患《わずら》いをしている親戚のおじさんを見舞いに行きなさい」と、具体的な提案を受けた。

不幸の原因がどこにあるかなんてことは、それこそ科学的な見地からでは言い切ることができないだろう。ユタは、何も不幸のもとを正そうとしているわけではないような気がした。あくまで、誰でもできそうなことをやらせることによって達成感を味わわせ、自信を持たせようとしているのではないだろうか。

人は些細《ささい》なことであっても、何か一つのことを達成すると、自信を持つことができるし、大きな問題や分厚い壁にトライする力が湧いてくるものだ。

「ある沖縄の精神科医の先生は、白衣を着ている時にはユタの『ユ』の字も言わないのに、白衣を脱ぐと家のことを相談しにユタのところに行くそうです。

私が知る限り、何人かの精神科医の先生は、患者にこれといった診断がつかない時には、『ユタのところに行ってもいいですよ』と、提案することもあるそうです。『それで気持ちが落ち着くんだったら』って。それくらい、沖縄ではユタの存在が生活のなかに入り込んでいると言えます」

先にも触れたけれど、近代においてシャーマニズムは否定されてきたというのが一般的な見解だろう。しかし、塩月教授が言うように、沖縄ではいまもなおユタが人々の生活のなかに存在し続けている。それはどうしてなのだろう。

「決定的な要因を一つだけ挙げるのは難しいですね。ただ、沖縄は日本で唯一、地上戦が行われた地です。終戦から七〇年以上が経《た》った現在でも、少し地面を掘れば戦没者の遺骨や艦砲射撃の跡が出てくる場所があります。

沖縄には、県民の四人に一人が亡くなるほどの凄惨な歴史がある。その意味でも、亡くなった人の供養はもちろん、生き残った人の心のケアも含めて、沖縄にはノロやユタと呼ばれるシャーマンが必要だったと言えるはずです」

塩月教授によると、沖縄には死者を身近に感じることができる風習がいくつも残っているという。そのうちの一つは「シーミー（清明祭）」というお墓参りである。

沖縄のお墓は、本土のそれよりもかなり大きい。毎年旧暦の三月（新暦四月から五月ごろにかけて）に、その大きなお墓の前に親族一同が集まる。それが「シーミー」というお墓参りなのだ。

「この時、一同はただ単に集まるだけではないんです。〝墓に眠るご先祖さまと一緒に〟という感覚で、食事をし、三線を弾き、踊り、皆で楽しい時間を過ごすんです。

一方では祖先崇拝が盛んな地域という見方もできますが、視点を変えると死者を身近に感じることができる文化と言えるはずです」

「生」と「死」が緩やかにつながる

ユタに口寄せを頼む人は、どんな問題を抱えているのだろうか。塩月教授によれば、その多くはやはり「死」にまつわるものだという。

「さすがに長寿で大往生という場合には、いまは口寄せを依頼する人は多くないはずです。頼む人は、たとえば何らかの原因で若くして亡くなった方や、突然亡くなった方などのご遺族が多いですね。

遺された家族は、『まだ心の準備ができていなかった』『何か言い残したことがあるんじゃないか』などと考えがちです。あるいは『自分が死んでいることに気がついていないのではないか』『だとしたら、気づかせてあげなければ』と考える人もいるようです。

そうして口寄せをお願いするんです。それらの背景には〝魂は死んでもなお続いている〟という考えがあるように思います」

急逝してしまった人に対して「自分が死んでいることに気がついていないのではないか」と心配してあげるなんて、とんでもなく優しい思いやりだと僕は思う。

と同時に、遺された人々は〝心配する〟という形で死者とコミュニケーションを図り、ユタに口寄せをしてもらうことで、しだいに生きていく力を得ているのではないだろうか。だとすれば、それは立派な〝生き方の知恵〟のようにも思える。


志村けんさんが新型コロナウイルスによる重症肺炎で亡くなった。さよならの挨拶もできなかった。彼はどんな思いでいたのだろう。人工呼吸器につながれる時には、おそらく医師から説明を受けて、本人もそれを納得したはずだ。そしてそのまま生還できなかった。

一カ月半ほどして志村さんのお兄さんが、「本人はコロナで死んだということがわかっていないと思う」と述べていた。

残念だ、無念だ。志村さんの声が聞きたい。ファンも仕事仲間もみんながそう思っている。いまほどあなたの笑いが必要な時はない。

コロナは悪辣《あくらつ》なウイルスだと思う。

僕たちはこのウイルスになんとか打ち勝たなければならない。家に閉じこもる生活ではなく、色彩の豊かな生活をして、豊かな生と豊かな死をもう一度取り戻したいと思う。志村さん、心安らかにお眠りください。


コロナは恐怖ウイルスだと思う。恐怖は平常な心を奪っていく。

日本は、罰則のない自粛要請で第一波の波を乗り越えることができた。日本はすごいと自画自賛する人たちもいるが、見方を変えると怖い面があることに気がつく。

それは自助努力を同調圧力で求めているという点だ。この求め方が厳しいと、相互監視につながる。ここで「自粛警察」が登場してくる。国や行政にとっては、困った面もあるが相互監視に期待しているところもあるのではないかと思う。そして相互監視はやがて、私的制裁を生み出していく。

感染者を「一生隔離してろ」などとＳＮＳ上でバッシングする人たちがいる。だれでも感染する可能性があるのに、まるで自分だけは感染しないと高《たか》を括《くく》っているようだ。

感染者に優しくない社会は弱くて脆《もろ》い。なぜなら感染者を誹謗中傷する人たちは自分が感染した時、隠してしまう。それによってまた感染を広げてしまうのだ。

感染してしまったことをオープンにできて、闘病や自主隔離を乗り越えて復帰した時に、おかえりと言ってあげる社会のほうが生きやすいはずである。感染を乗り越えて、抗体を持った人が一定程度いることが、コロナに負けない社会になっていくのだ。感染した人がいてくれることはすごく大事なことだと発想の転換をする必要がある。

コロナは恐怖ウイルスだが、怖がりすぎないことが大事だ。

日本の死亡者は、六月になっても一〇〇〇人に達していない。二〇一八年にインフルエンザで亡くなった人は三三二五人いる。死亡診断書によると、肺炎で亡くなった人は年間九万五〇〇〇人だ。

コロナは発病する前の二日間が一番感染力が強いという特徴があるため、感染の広がりを防ぐのが難しい、たちが悪いウイルスである。口からのよだれやおしゃべりの時にでる飛沫が、ウイルスを感染させている可能性が高い。だからマスクと手洗いを徹底して、密集、密閉、密接を避ける生活をしていくことで、経済を止めなくても、感染を防ぐことができるように思う。

二〇二〇年の四月時点で、自殺者が前年比の二〇%程度減っている。心もつらい状況のなかでみんなが歯を食いしばって生き抜いていることがわかる。

ウイルスはウイルス単体では生きていけない。僕たちがウイルスに身体を貸さなければ、ウイルスは必ず死滅していく。

怖がりすぎないことが、コロナ時代の生き方のヒントである。


塩月教授の話のなかに、こんなエピソードがあった。

あるユタのもとには、自殺願望がある人がたくさん訪ねてくるという。そのユタは、相談者の意思を否定せず、いつも「じゃあ、死んでみなさい」と言うそうだ。しかし、話はそれでは終わらない。そのユタはこう続ける。

「だけど、あなたは死ぬ前に生前葬をやるべきです。そこまで自殺の覚悟を決めているなら、お世話になった人たちにしっかりとお別れをした方が良いと思います。

それと、霊魂は不滅だから、死んでもホッとするどころか、魂の苦しみは続きますよ。それでもいいなら、どうぞお好きにしなさい」

大抵の人は、ユタの話を聞いて自殺を思いとどまるそうだ。そして残りの人も、自分の生前葬を思い描くなかで、やはり自殺を選択肢から外すという。

この話を聞いて、僕の頬は思わず緩んだ。僕はいまも、魂が存在するとは思わない。だけど、〝魂の存在を信じることで救われる人がいる〟という現実を、まざまざと見せつけられた気がしたのだ。

緩和医療の現場で数えきれないほどの「生」と「死」を見てきた僕としては、いくら魂の存在を信じないと言っても、「死んだらそれで終わり」と考えたくない時だってある。きっと、「死」に直面している患者については、なおさらそうは考えたくないはずだ。

「生」と「死」を媒介するシャーマニズムが再び注目を集めている背景について、塩月教授はこんな話をしてくれた。

「キーワードは〝つながり〟だと思います。たとえば、インターネットの普及や機械化によって、人々はかつてほど他者と直接的に接触しなくなりました。

もちろんそれには楽な面もありますが、やっぱりどこかで心は寂しさを感じているのです。科学的な思考や合理性、あるいは利便性だけでは割り切れない何かを、いまの人々は切実に感じているように思います。

そんな人々が〝つながり〟を求めるのです。他者との〝つながり〟はもちろん、自分の先祖や死者とも〝つながり〟たいと思うようになってきている。それがシャーマニズムの再興を手助けしているのではないでしょうか」

もしかすると、ひとたび魂の存在を信じるならば、科学的な思考では峻別《しゅんべつ》される「生」と「死」が、緩やかにつながるのかもしれない。そんなことを考えさせられた。

このコロナ時代では、ソーシャル・ディスタンスといって、社会的距離をとることが感染防止に大事とされている。僕はこの社会がアフター・コロナへと移行していく過程で、人びとが新しい身体と身体のつながりや、心と身体のつながり、そして「生」と「死」のつながりを模索するようになるのではないかと思っている。

友情から愛に変化することがある。友だちの関係だったら、離れながら上手につながることができるが、恋におちたら身体と身体でつながりたくなる。若者にとっては困難な時代だ。

だから若者たちには、離れることとつながることを、上手にバランスよくやりながら、「つながること」を諦めないでほしい。友だちをもつことや恋人をもつことに勇気を持ち続けてほしいと思っている。

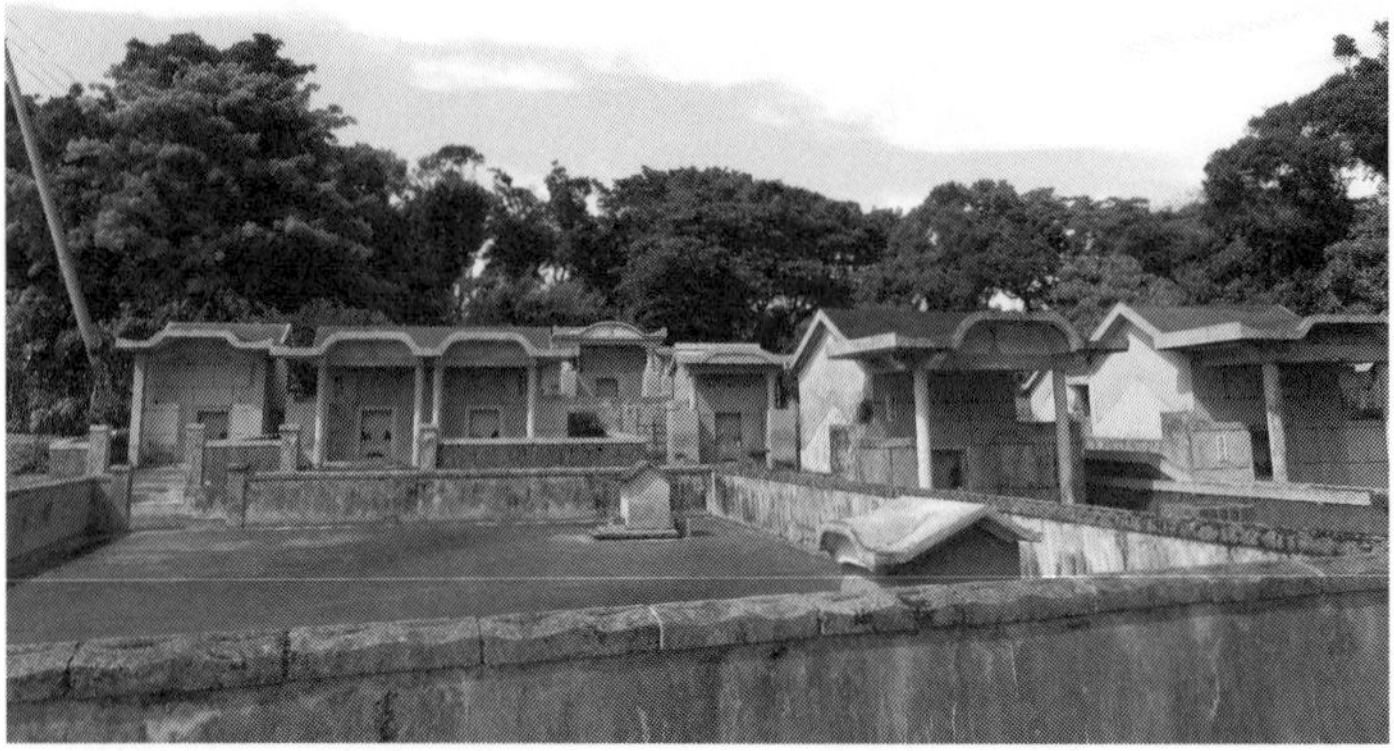

沖縄のお墓は墓前に大きなスペースがあり、そこで家族が
集まりシーミーをする（塩月亮子氏提供）

必要とされる聖なる狂気

ユタになる人は、カミダーリという現象を経て、その使命を自覚し、それぞれ宗教的職能者としての人生を歩み始めるという。このカミダーリとは、一般的に若いころに出てくるものとされ、具体的には神の声が聞こえるなどの幻聴、不眠、摂食障害、発熱、酷い場合には昏睡《こんすい》状態になることもあるそうだ。

「沖縄の言葉で『ターリ』というと、それは『気の触れた人＝正気を失った人』を意味し、どちらかというとネガティブな意味で用いられます。

それが頭に『カミ＝神』がつくと、周囲から素晴らしい霊力を持った人、神さまに認められた人として尊敬されるようになるのです。

カミダーリになった人は、別のユタのもとを訪れたり、精神科を訪れたりと、とにかく心身の異常な状態を脱しようと試みます。しかし、私が知る限りでは、短くて数カ月、長い場合には数年も症状が続くことがあるようです」

僕は、このカミダーリのことを、ずっと統合失調症などの精神疾患だと思っていた。

本土では統合失調症の患者を入院の対象にしているけれど、沖縄の場合はそれを肯定的に捉えて、いわば個性として社会のなかに取り込んでいるのではないかと考えていたのだ。

その仮定が当たっていたとしたら、それはそれで素晴らしいことなのかもしれないが、塩月教授はそうは考えていないようだった。

「私は医学の専門ではありませんが、ユタと統合失調症の方とは、似ても似つかない部分があると見ています。

なぜなら、ユタの方のコミュニケーション能力は、健常者と変わらないか、あるいはそれ以上のもののような気がしているんです。皆さんとても敏感で、他者の心の機微《きび》までわかるような人たちなんです。

カミダーリの期間は、本当に苦しいと言われています。それを経験しているからこそ、人の痛みや苦しみに対する共感力というのに長《た》けているのかもしれないですね。

その一方で、鎌田先生がおっしゃるように、治療を受ける対象ではなくて、人々の役に立ち、それがまたユタ自身の健康や心のケアになっている部分もあるように思います。

一方的に人々を助けるのではなくて、ユタになることで自分自身が助けられている面があると私は考えています」

塩月教授は、カミダーリのことを「聖なる狂気」と表現する。一般的に「狂気」というと、ネガティブな印象が強いはずだ。しかし、僕はこれまでずっと「狂気」は必ずしも否定されるべきものではないと思って生きてきた。

たとえば、人生のなかで分厚い壁にぶつかった時、あるいは生きるか死ぬかの瀬戸際《せとぎわ》を迎えた時、人は人目を気にせず〝クレイジー〟になって、歯を食いしばらなければならない場面があるものだ。だからこそ、生きる上で、ある種の狂気は必要不可欠なものだと思ってきたのだ。

「聖なる狂気」という言葉を聞いて、僕はこんなことを考えた。すなわち、「生」と「死」の時と同じように、魂がそこに介在すると「正気」と「狂気」も緩やかにつながってくるのかもしれないと。

沖縄には「マブイグミ」という儀式がある。

この「マブイグミ」について、塩月教授はこう説明する。

「沖縄では、一人の人間には七つの魂が備わっており、驚いたりすると、そのうちの何個かが落ちてしまうと考えられているんです。それを儀礼によって再び身体のなかに込めてあげることを、マブイグミと呼んでいます」

なんだか、とても長閑《のどか》で温かな儀礼だと感じた。

僕は、いまも変わらず「魂は存在していない」と考えている。しかし、塩月教授に話を伺ってみて、少なくとも沖縄のシャーマニズムには、多くの〝生き方の知恵〟が詰まっていることを教えてもらった気がする。

「生」と「死」の間にあるもの

沖縄のシャーマニズムについては、実際に現地に行って、ユタやノロ、地元の人たちの話を聞いてきた。

沖縄を訪れたのは、二〇一九年八月のこと。あいにく台風が近づいていたので、滞在中は終始雲の流れが速く、時折、激しい雨風に見舞われた。

宜《ぎ》野《の》湾《わん》市内でユタとして活動する崎山美《み》江《え》子《こ》さんと待ち合わせをしたのは、どこにでもあるごく普通のファミリーレストランだった。ユタに会うのだから、特別な場所を指定されるかと思っていたので、良い意味で肩の力が抜けた。

崎山さんは七十八歳（当時）。僕より七つも年上だけれど、決してそうは見えなかった。

彼女がユタを始めたのは、四十二歳の時だった。若いころは事務職を転々とし、結婚後は息子を一人授かった。

何一つ不自由のない生活だったが、ある時に夫が三十五歳で急逝してしまう。事務職を離れ、クラブを経営するようになった。そして、息子を一人で育て上げた。

転機が訪れたのは四十歳の時。七年に一度のムンチュー（門中：沖縄における始祖を同じくする父系の血縁集団のこと）の参拝で、斎場《サイハノ》御嶽《うたき》に行った。

「御嶽」とは、琉球時代からの土着の信仰において、祭祀などを行う場所のこと。崎山さんは当時のことをこう振り返る。

「その時に、初めて神の声が聞こえたんです。『そろそろ時期なんじゃないか』って。その日から一〇日間の山籠《やまご》もりで修業が始まり、少しずつユタとして働くようになりました」

経営するクラブでは三〇人ほどの従業員を雇っていた。夫に先立たれたものの、生活に困っていたわけではない。

それなのに、どうして彼女は仕事を辞めてまでユタになったのだろうか。

「これはもう使命ですね。山籠もりを終えて、ユタを専業でやるまでは、お店に立っていても神の声が聞こえてきました。店は深夜二時に閉店なんですが、夜が更《ふ》けてくると『まだ仕事をしているのか』って言葉が、何度も何度も聞こえてくるんです」

崎山さんにはカミダーリはなかったという。ユタになる人には、必ずカミダーリがあるのだと思っていたが、彼女によれば稀にそうでない人もいるそうだ。

「カミダーリがなかったから、まわりのみんなは驚きましたね。ただ、私としてはカミダーリもなく、まっすぐにユタの道に入らせてもらえたことには感謝しています。

神からは『あなた自身は神じゃない。そう思ったら大間違い。あなたはあくまで神の使いだよ』と言われました」

崎山さんのもとを訪ねる相談者は、基本的にはすべて他の相談者からの紹介だという。相談の内容は、先祖に関することが最も多いが、夫婦仲のことや、子どもの病気のことなど多岐にわたる。他に、姓名判断も行うが、口寄せはしないそうだ。

「どこに問題の原因があるのかが見つかれば、その後は相談者と御嶽に行ったり、首里十二支巡り（十二支それぞれの守り本尊が祀《まつ》られた寺院を巡ること）をしたりして、一緒にお祈りをするんです。

沖縄にはシジタダシ（血筋正し）という方言があります。この言葉からもわかるように、ここは先祖崇拝が色濃い地域なんです。だから、ほとんどの場合、問題の原因は血筋にあります」

崎山さんにとってみれば、ユタは〝人助け〟だという。この言葉を聞いて、塩月教授がユタを「野のカウンセラー」と呼んでいたことを思い出した。

この日、僕は自分の生みの親と育ての親のことを、崎山さんに聞いたのだけど、彼女の話しぶりにはどこか人をホッとさせるところがあるように感じた。

僕が「医学は科学的な見地を拠り所とする。だから魂の存在は信じない」と言うと、崎山さんはこんな話をしてくれた。

「だからこそ知ってもらいたいのは、沖縄では〝医者半分、ユタ半分〟という考え方があるということです。もちろん医療は大事。だけど、医者が『病気はない』と言えば、ユタに相談に行く。それが沖縄の人々の健康を守る秘訣《ひけつ》です」

この人はユタになっていなければ、どうなっていたんだろう。そんな率直な問いを、そのまま彼女にぶつけてみた。

「いつも聞かれるんです。きっと、福祉関係の仕事に就いていたと思いますよ。私には両親がいませんでしたから。いろいろありましたよ」

沖縄の歴史とシャーマニズム

崎山さんに会ったあと、僕は那覇市内にある盛光寺を訪ねた。

ここの住職・上江洲《うえず》瑞雲《ずいうん》さんに沖縄の仏教にまつわる歴史や、仏教とシャーマニズムの関係性について、話を聞こうと思ったのだ。

というのも、僕にはこんな狙いがあった。

塩月教授が言うには、琉球王朝時代や第二次世界大戦の際、ユタは権力側から睨まれ、弾圧された歴史があるという。

それでも、いまなおユタが存在し続ける理由を、塩月教授は「決定的な理由を挙げるのは難しい」と前置きした上で、「沖縄戦という壮絶な戦禍を生き延びた人々の、心のケアが必要だったからではないか」と推察していた。

塩月教授の見解には膝《ひざ》を打った。ただ、仏教の歴史に明るい住職に話を聞けば、また違った角度から沖縄のシャーマニズムを眺めることができるのではないか。そう考えたのだ。

住職はこう切り出した。

「沖縄の歴史ははっきりしない部分が多いんです。薩摩《さつま》藩《はん》による琉球侵攻や明治政府による琉球処分、そして沖縄戦。度重なる侵略と戦火によって、大部分の文献資料が失われてしまったんです」

その上で、沖縄の仏教について、詳しい話を聞かせてくれた。

琉球に仏教が渡ったのは十三世紀後半のこと。住職によると、本土と琉球の仏教には明確な違いがあるという。

「琉球時代のお寺は、みんな官寺なんです。つまり、王朝の監督を受ける代わりに経済的な後ろ盾があった。当時の名残から、いまも沖縄のお寺には檀家《だんか》制度がありません。

これは、沖縄では土着の信仰が根強かったために、仏教が本土ほど定着しなかったことを意味しています。

さらに、やはり本土に組み込まれてからは官寺でなくなるわけですから、経営が大変になった。そこで、どなたかが首里十二支巡りという、沖縄の仏教特有のものを発案したのだと思います」

崎山さんも言っていた「首里十二支巡り」という言葉が出てきた。そこで僕は単刀直入に、「ユタが生き残った理由と、沖縄の仏教に何かしらの関係はあるのか」と尋ねた。

「鎌田さんが言うように、琉球王朝時代の一六〇〇年代に、ユタは〝人々を惑わす存在〟として禁止されています。その後、先の大戦に至るまで、何度もユタは権力側から弾圧を受けました。

しかし、公には禁止されているものの、実際には隠れキリシタンのように〝隠れユタ〟が存在し続けたんです。それはなぜか。やはり、沖縄の仏教には檀家制度がなかったので、人々には何かしらの拝む形が必要だったのです。

琉球王朝時代、公にはノロが祭祀を取り仕切ってその役割を果たしていたわけですが、民間人のニーズにまでは応えられなかったのでしょう」

住職によると、そもそもインドで興《おこ》った仏教は、中国、朝鮮半島、日本へと伝わってくる間に、その土地その土地の風習を取り込み、少しずつ姿形を変えてきたそうだ。そして、十三世紀後半に鎌倉から漂着した一人の僧によって、沖縄に仏教がもたらされたという。

本土とは違った仏教のあり方。その背景には、間違いなく沖縄特有のシャーマニズムが存在していたのだろう。この地の人々にとってのユタやノロの存在というのは、本土に暮らす僕が想像する以上のものに違いない。

「僕は昭和十七年生まれなんですが、我々が知る世代は、誰かしら身内が亡くなると、九割近くがユタのところに行ってる気がしますよ。ちゃんとした統計を取ったわけではなくて、あくまで感覚的な話ですけどね」

地域の豊穣と子孫の無事

ユタだけではなく、ノロにも会いに行った。

那覇《なは》市内から車で北へ二時間弱。訪れたのは、国頭村《くにがみそん》は本部町《もとぶちょう》の備瀬《びせ》という地域だ。

備瀬という地名を聞くと、知っている人は「フクギ並木」を思い出すかもしれない。まさにそのとおり。いまや人気の観光スポット「フクギ並木」がある備瀬のことだ。

備瀬は、海のすぐ近くにある集落で、南北に長く、碁盤の目のように区画されている。そこに、およそ三〇〇世帯、約五〇〇人が暮らしている。

樹齢三〇〇年を超えるという数千本のフクギは、その集落を台風から守るために、各戸の隙間に防風林として植えられたそうだ。

この備瀬には、いまも年間二〇以上の神行事（祭祀）がある。そこでは主に、地域の豊穣《ほうじょう》と子孫の無事が祈願されている。その神行事を司るのが、御年八十八歳（当時）のノロ・天《あめ》久千代《くちよ》さんだ。

天久さんの自宅は、神行事が行われるお宮のすぐ近くにある。話をする限り、記憶はしっかりしており、頭の回転も速い。

彼女がノロになったのは、いまから七〇年以上も前の十六歳の時だった。

きっかけは、小学校五年生のころから始まったカミダーリ。身体にいろいろな不調が起こり、喘息《ぜんそく》も酷くなって隣町の病院に入退院を繰り返した。

極めつけは、寝込んでいた枕元に突然現れた白髪の男だった。天久さんは当時のことをこう振り返る。

「夜になったら毎日のように枕元に来て話しよった。備瀬の神行事のことよ。怖くて布団《ふとん》被《かぶ》ったけど、ずっと話しよった。それで、ある時に『これだけわかればノロになれる』と言ったからね」

天久さんによると、そう言った男は、一九四四年の十・十空襲の日を境に現れなくなったという。最後に「戦争だから、自分は天に昇る」と言って去っていったのだ。

そして驚くことに、この時から喘息をはじめとする身体の不調がすべて治った。

「あの人が神か神の使いかわからんけどや、空襲からはいなくなった。病気も全部持っていってくれたから、健康になった」

すっかり元気になった天久さんは再び学校に通い始め、十六歳でノロになった。

以来、今日に至るまで地域の豊穣と子孫の無事を祈り続けてきた。年間二〇以上の神行事にすべて出ると、日にちにして五〇日近くになるそうだ。

天久さんに、神行事が行われるお宮に連れていってもらった。

フクギ並木のなかにあるお宮からは、海を眺めることができ、その先には伊江島《いえしま》が見える。本土から訪れた人からすれば、そこに立つだけで〝何か〟を感じてしまうような場所だ。

赤瓦が印象的なお宮は、奥の神殿と手前の拝殿とに分けられている。屋根をコンクリートの柱で支えているシンプルな造りだ。

神殿の扉が開くのは神行事の時のみ。なかに入れるのはノロをはじめとした一部の人だけだという。

他方、拝殿は村の人々が神殿に向かって祈りを捧《ささ》げる場であり、二〇人ほどが座れる広さだ。漬物石くらいのサイズの石が三つ床に置かれており、そのまわりに蠟《ろう》燭《そく》が立てられていたのが印象的だった。

ロケーションはスピリチュアルそのもの。しかし、天久さんの話を聞く限り、僕には彼女の仕事がそこまでスピリチュアルなものだとは思えなかった。

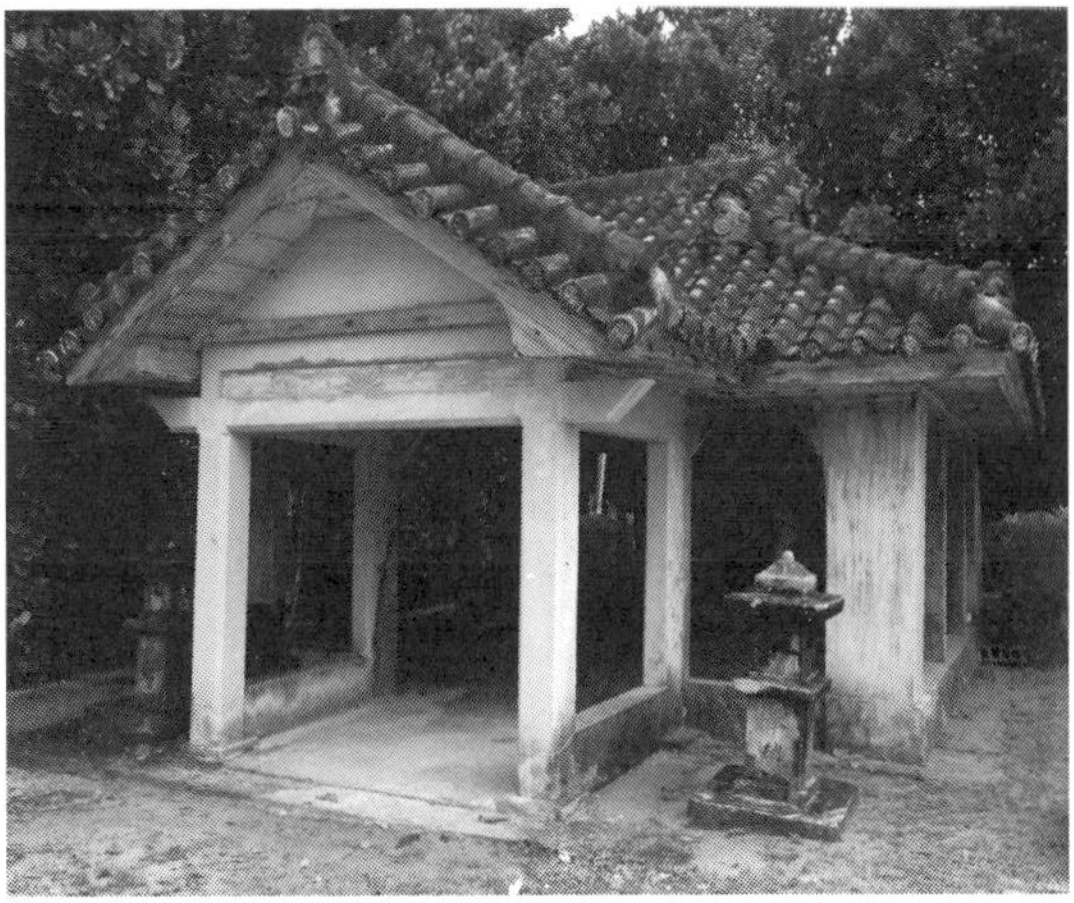

備瀬の中心にあるお宮

すでに述べたように、ノロが祈るのは地域の豊穣と子孫の無事。それはスピリチュアルと言うよりは、むしろリアルな世界のなかでの極めて実際的な役目のように思えたのだ。

二人でフクギ並木を歩きながら、僕は天久さんに「ノロになって良かったですか?」と尋ねた。すると彼女は、少しはにかみながらこう答えてくれた。

「良かった。しあわせ」

天久さんは、ノロとして生きることを選択して、結果的に健康を手に入れることができた。ノロにとっては珍しく結婚もし、六人の子どもを育てた。一人はすでに亡くなったが、残りの五人はいまも同じ備瀬に住んでいて、何かある度に頻繁に集まるそうだ。

「生」と「死」について考えるヒントを天久さんにもらった。

「生」と「死」の間にあるクッション

備瀬行政区の区長を務める兼次静夫《しずお》さんにも話を伺った。

地域を取り仕切る兼次さんが頭を悩ませていたのは、ノロの後継者問題だった。つまり、この数年間は天久さんの後を誰が継ぐのかが、この地域の大きな課題であり続けているというのだ。

天久さん本人は「長いことやってるけどや、あと何年、あと何年と思ってやってる」と言っていた。この言葉は、神行事の一切を司るノロとしての責任感を、よく表していると思う。

一方で、兼次さんは次のように言っていた。

「もしも継ぐ人がいなかったら、それは大変なことですよ。みんなその話をするんです。『いまのノロさんはあと何年だろう』って。

ただ、天久さんと同じニーヤー（村の創始者の家のこと）ムンチューに、一九四九年生まれの人がいるんです。カミダーリもかなり酷かったようで、みんなで次はその人が良いと言ってるんです」

候補の女性は今年（二〇一九年）で七十歳。彼女の叔母も、かつて備瀬でノロを務めていたという。その叔母はすでに亡くなっているが、生前に彼女をノロにするようにと、周囲には強く薦めていたそうだ。

「この前の神行事の時にも、彼女は最後まで参加していました。誰に言われたわけでもないのに。おそらく、いろいろと強く感じ取っているんでしょうね」

後継者問題の他にも課題はある。少子高齢化の影響から、神行事への参加者も年々減っているというのだ。これまで脈々と受け継がれてきた神行事は、今後どうなっていくのだろうか。これらの課題もまた、極めて実際的な話だと思った。

沖縄を訪れて、ユタとノロから話を聞くなかで、長らく考え続けてきたことのヒントを得られたような気がする。それはスピリチュアル・ペインについてだ。

終末期を迎えた患者は、しばしば「生死とは何か……」「死んだらどうなるんだろう……」といったことを自問自答する。とりわけ宗教的なバックグラウンドを持たない人にとって、この問いは大きな苦痛になる。つまり、スピリチュアル・ペインを味わうことになるのだ。

過去にこんなことがあった。

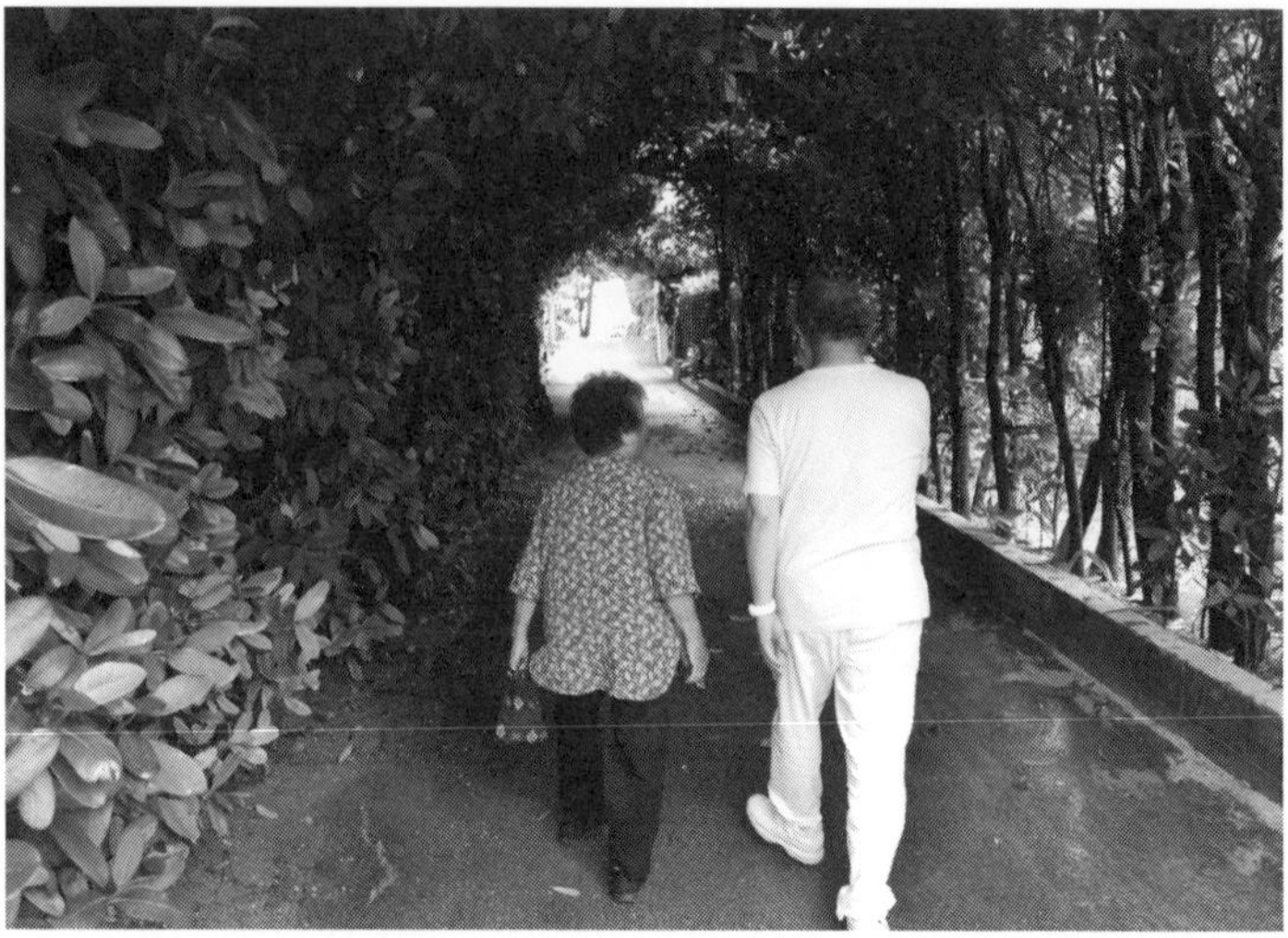

天久千代さんとフクギ並木を歩いた

緩和ケア病棟にいたある患者から、「自分の意識があるうちに、病室で枕経《まくらぎょう》を読んでくれる宗教者を呼んでもらえないでしょうか」と相談を受けたのだ。その人は、まさにスピリチュアル・ペインから逃れようとしていたのだろう。

スピリチュアル・ペインは、何も「死」に直面している時にだけ感じるのではない。この社会を生きる上で、自分の拠り所になる生き方、あるいは友人や家族など、他者との関係がなく孤独を感じている時に、人は魂の痛みを感じるのだ。

僕は緩和ケア病棟で回診するとき、スピリチュアル・ペインを感じているだろう患者には、この他者との関係を考えるようにしてきた。

家族のなかでこの人を理解している人が、誰か一人だけでもいないだろうか。この人を支えてくれた人、あるいはこの人が支えた人でもいい。そんな人が現れると、自分の人生の意味が見えてくる。生きる活力が湧いてくるのだ。

繰り返しになるが、「生」と「死」の間には二つを断絶する壁があるのではなく、なにか柔らかいクッションのようなものがあると僕は思う。このクッションの存在が、いたずらに「死」を恐れる現代人の恐怖心を和らげてくれるのではないだろうか。そして「死」を恐れず向き合うことができれば、前向きな「生」を生きていけるはずだ。

いま僕らは「オン・コロナ」から、「ウィズ・コロナ」を生きている。この間、「ニューノーマル（新しい日常）」という言葉が使われるようになった。人と人との接触を避け、「フィジカル・ディスタンス（身体的距離）」をとることなどが挙げられる。

でも僕たちはどこかでつながっていないと生きていけない生き物だ。だからこそ、ビヨンド・コロナでは、僕たちは離れてつながっていくことをいままで以上に意識しなければならない。

フィジカル・ディスタンスをとりながらも、「ソーシャル・コネクティング（社会的につながる）」が大切なのだ。そのつながりのなかにクッションのようなものがあったら、よりつながりやすくなる。人によってはそれを魂というのかもしれない。僕はまだまだこの魂の存在について悩み続けている。

いま僕たちは複雑な時代を生きている。いまほど、つながることの大切さを意識せざるを得ない時はない。

僕に話をしてくれたユタやノロたちは、この「生」と「死」の間にある豊かな時間と空間で活躍していたように思う。

人びとが人生のなかで、このクッションについて考えてみたら、人生はより豊かになる気がする。僕は医師として、もう少しこのクッションについて考え続けてみようと思う。

第3章

「死」の受容

暮らしのなかの看取り

〝住まい〟で最期を迎える

いま、ホームホスピスが一つのムーブメントとして全国に広がっている。

ホームホスピスとは、病があっても自宅のような環境で最期まで暮らせる民間のケア付き住宅のことだ。

僕が、認定ＮＰＯ法人ホームホスピス宮崎が運営する「かあさんの家」を訪ねたのは二〇一八年末のこと。ずっとこの目で見たいと思っていたホームホスピスに、ようやく行くことができた。

同法人の理事長・市原美穂《みほ》さんは、一九九〇年代から宮崎市内で緩和ケアの普及に尽力してきた人だ。市原さんが「かあさんの家」を開設されたのは二〇〇四年。はじめに設立の経緯を伺った。

「『かあさんの家』の運営母体である『ホームホスピス宮崎』を発足したのは一九九六年

(二〇〇〇年にNPO法人化)のことでした。当初は医師・看護師・遺族・行政職員などの有志によるホスピスケアの勉強会を行っていたんです。

その後は、ホスピスケアに関する講座を開催するなど、徐々に活動の幅を広げ、一九九九年には宮崎市と宮崎市郡医師会に対して『緩和ケア病棟及び在宅ホスピス支援センター設立の要望書』を提出。当時、宮崎市には緩和ケアのための医療機関がなかったのです。

私たちの活動は実を結び、二〇〇一年に宮崎市郡医師会病院に緩和ケア病棟が開設しました」

日本で介護保険制度が始まったのは、市原さんたちが緩和ケア病棟の開設に尽力していた渦中《かちゅう》の二〇〇〇年のこと。超高齢化社会を目前にして、国はそれまで病院が中心だった緩和ケア体制を、在宅中心にするために大きく舵《かじ》を切ったのだ。

「ただ、当時はまだ自宅に戻れない人の在宅に代わる受け皿が用意されておらず、戸惑う人がたくさんいらっしゃいました。

そんななか、在宅ホスピスに熱心に取り組む医療関係者から、『どげんかせんといかんね』という相談が私たちに寄せられました。現場からのそうした声が出発点となり、二〇〇四年に『かあさんの家』を開設したのです」

介護保険の導入以降、宅老所やグループホーム、あるいは看取りも視野に入れた特別養護老人ホームなどが徐々に充実してきた。それらとホームホスピスとでは、具体的に何が違うのだろうか。

「まず大きく違うのは、どんな人も受け入れるということです。他の施設には条件がありますよね。たとえば、認知症でなければならないとか、介護保険の被保険者でなければならないとか。『かあさんの家』には、入居するための条件はありません。年齢も関係ないし、病気の種類も障害の程度も問いません」

たとえば、グループホームだと認知症は受け入れてくれるけれど、がんで認知症となると及び腰になるところが多い。そんな患者を抱える家族にとって、「かあさんの家」のようなホームホスピスはとても助かるはずだ。

市原さんは、がんで認知症の高齢者と日常的に接しているなかで感じることがあるそうだ。それは、大半の人が痛みをほとんど訴えず、穏やかな顔をしていることだという。

僕は、がん患者の認知症は、見方によれば「天から与えられた」と言えるのではないかと思っている。熊本弁に「のさる」という方言がある。「天から与えられたもの」という前向きな言葉だ。市原さんいわく、この「のさる」という方言は、宮崎の人々も使うそうだ。とてもいい言葉だと思う。

「かあさんの家」は、宮崎市内に三軒あるそうだ。建物はいずれも空き家を賃借して活用し、そこに一軒につき五〜六人が生活している。

住人は、主に一人暮らしに不安を抱えたお年寄りや認知症患者だが、近年はがんなどの医療的依存度が高い人も増えているという。そんな一五人の生活を二四人の介護スタッフが二四時間・二交代制でサポートしている。

生活の延長線上にある〝自然な死〟

市原さんによると、介護に必要なサポートは、大きくフォーマル（公的）なものと、インフォーマル（非公的）なものとに分けられるそうだ。つまり、介護ヘルパーやデイサービス、訪問看護などの介護保険が適用されるサポートがフォーマルなもので、家族が生活のなかで行うサポートがインフォーマルなものとなる。「かあさんの家」では、インフォーマル・サポートを家族に代わってスタッフが行うというわけだ。

「その上で、住人それぞれの介護度に合わせて、フォーマル・サポートを入れています。したがって『かあさんの家』には現在、主治医四人のほか、訪問歯科、訪問看護、訪問薬局などの医療職、そして住人と同じ数のケアマネージャーなどが出入りしています。

住人の方々は、デイサービスには『かあさんの家』から出かけていきます。住人の方々にとって、『かあさんの家』はあくまで家なんです。

彼ら・彼女らにとって、デイサービスは社会参加です。以前に『かあさんの家』の住人だった方は、認知症の症状があり、普段は物を投げたり、叩いたりしていたのに、デイサービスに行くととても大人しくて上品なんです（笑）」

最近の住宅型有料老人ホームや特別養護老人ホームは、同じ建物のなかにデイサービスが入っている場合がある。確かに、言われてみれば、それだと〝お出かけ〟にはならない。

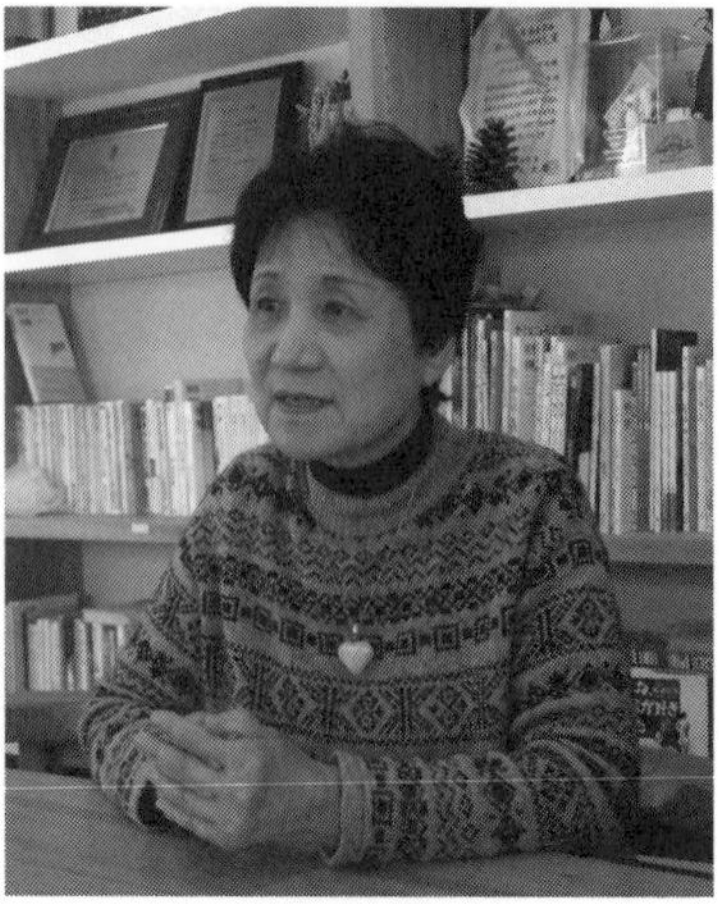

市原美穂さん

もちろん、同じ建物内にあった方が効率的だし、経営的には賢明だろう。ただし、それだと本人にとっての選択肢は狭まるし、介護を行う施設としての透明性も担保できなくなる。市原さんはそう考えているようだ。透明性という観点は非常に大切だと思った。

「かあさんの家」では看取りも行っている。その際に大切にしていることについて、市原さんに聞いてみた。

「本人が望む場所で、それまでの生活のケアを続けながら、いのちを十分に生ききってもらえるようにサポートすることでしょうか。

最近では、かつてあった〝看取りの文化〟がなくなってしまっているように感じています。仮に本人が自宅で『死』を迎えたいと思っても、家族の側が自宅で看取るということをイメージしづらいケースが増えている。そこを私たちがサポートできればと思っているんです。

『かあさんの家』では、暮らしのなかに看取りがあります。

ある住人が深夜にいよいよ最期を迎えようとしていた時のことでした。家族は慌てて『かあさんの家』に集まってきました。そんな時には、スタッフがおにぎりやお味噌汁《みそしる》などの夜食を準備します。他の住民もお相伴することもあるんですよ。

そんなことをしているうちに、始めのうちは張りつめていた空気も徐々に和らいでくる。ある時は、みんなで食事をしているその隣で、息を引き取られたケースもありました。私はそれこそが生活の延長線上にある〝自然な死〟だと思っています」

昔はみんながそういう看取りをしていたのだ。

市原さんはさらに、「かあさんの家」の最初の住人について話をしてくれた。

「はじめての住人は認知症の男性でした。その方は、以前はグループホームに入所していたのですが、ナースコールを頻繁に押すために、徐々に向精神薬の種類が増え、『かあさんの家』に来た時には八種類を服用していました。

食事は流動食で、常に傾眠傾向。ずっとよだれを垂らしたまま、足がパンパンにむくみ、介護度は五だったのです。

私たちは、主治医と相談し、まずは薬を抜いた上で、本人の了解を得ながら、徐々にもとの生活リズムを取り戻していきました。

結局、彼は『かあさんの家』で一年五カ月も生活し、最後は老衰で亡くなりました。まさに〝自然の死〟を迎えることができたと思っています。

『かあさんの家』にはナースコールはありません。スタッフは常に住人の気配を感じながらサポートしているのです。住人にとって、ともに生活をしている別の方々もスタッフも、いわば〝疑似家族（家族のようなもの）〟になっているんです」

疑似家族だからこそ、そっと背中を押せる

ホームホスピスの開設に至るまではもちろん、その運営の面でも苦労は多いはずだ。

しかし、市原さんは「苦労以上に住人の人生の物語に踏み込める幸せを感じるほうが多い」と言う。

「看取りに携わっていると、時々その人が辿ってきた人生の物語が垣間《かいま》見《み》えるんです。そのなかには、人生で抱え込んできた問題もある。たとえば、兄弟の仲が悪かったりとか、親子

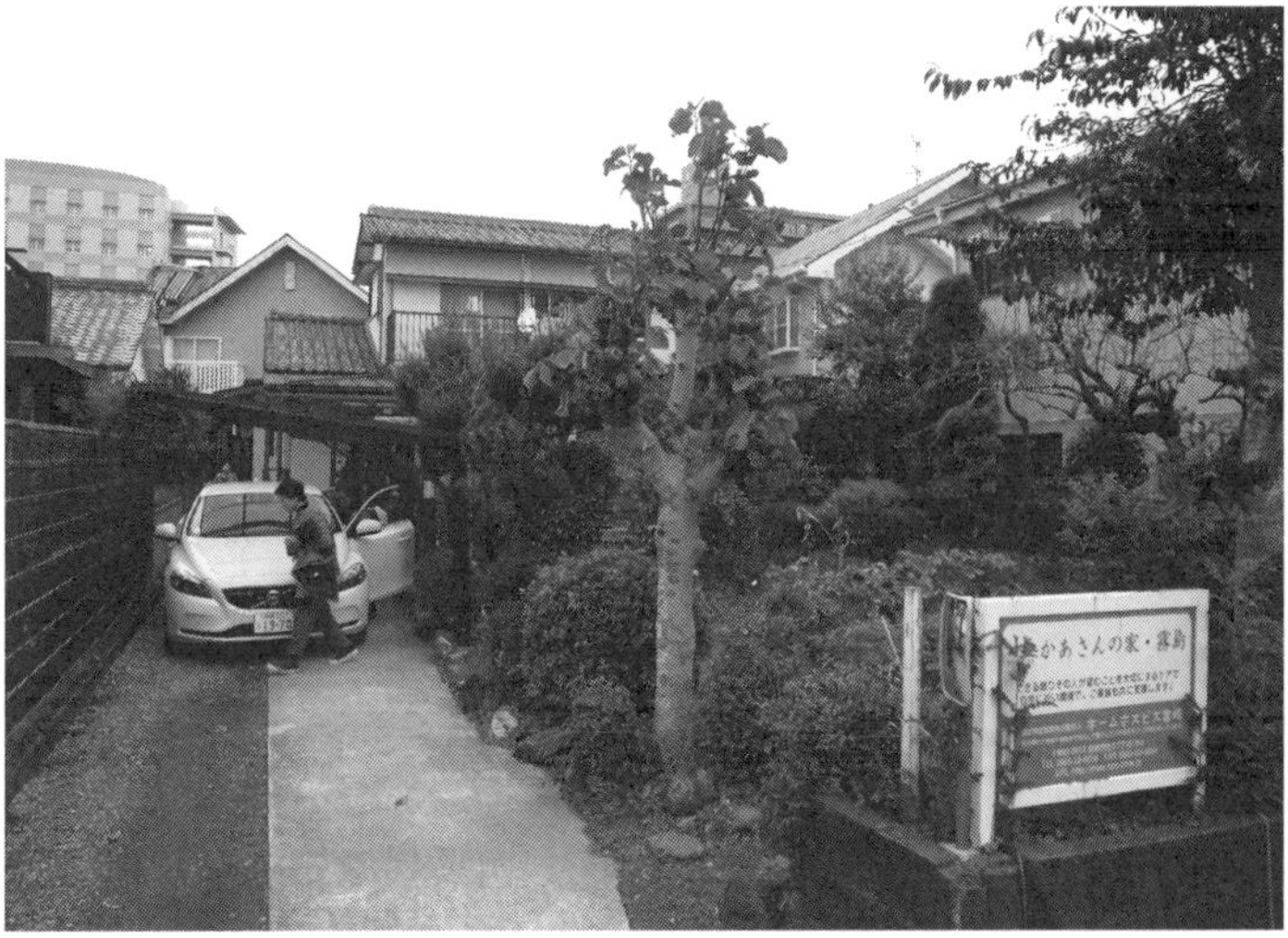

宮崎市内にある「かあさんの家」

関係がぎくしゃくしていたりとかです。

最期の時というのは、そうした人生のなかで抱え込んできた問題を修復する時だと思うんです。『かあさんの家』でも、最期の時だからこそ兄弟が和解できたり、親子関係が修復できたりといったことが、これまでに何度もありました。

その時に、私たちはご本人やその家族の背中を、後ろから少し押すくらいの関わり方をします。これは、『かあさんの家』が疑似家族だからこそできることなのかもしれません」

そうやって住人の人生の物語に踏み込んで、修復や和解ができた時に幸せを感じるそうだ。

市原さんは、数年前に「かあさんの家」で

看取った女性との思い出を話してくれた。

「二〇一六年に認知症のAさんという女性を看取りました。ご家族に伺ったのですが、Aさんの旦那さんは視覚障害者でした。

二人が出会ったのは教会だったそうです。Aさんは『この人の杖《つえ》になりたい』と思うようになり、ご主人と結婚されます。

旦那さんは宮崎市内の盲学校の教師となり、のちに社会福祉施設も開設します。Aさんは結婚された時の思いのまま、常に旦那さんを支え、旦那さんが亡き後は施設の運営に尽力されてこられた方でした。

夫妻には三人の娘さんがいます。この三姉妹の間に仲《なか》違《たが》いがありました。

特に三女さんが上の二人を避けている様子で、いつも二人の姉と時間をずらしてAさんのところにやって来るんです。

Aさんがいよいよ最期を迎えようとしている時にも、三女さんは上の姉二人を避けて部屋に入ってきません。スタッフに尋ねてみると『車のなかにいらっしゃるのでは』と。

外を見ると、やはり車のなかでした。声をかけてみると、『私は姉たちとは交じることができないのです』と彼女は言いました。

Aさんは旦那さんの仕事を支えることに忙しく、三女さんが小さいころの世話を十分にできず、姉たちに任せておられたのだと思います。そのことで、三女さんは『私だけ母親から愛してもらえなかった』と感じておられたのでしょうね。それがすべての始まりで、三姉妹の仲違いは一〇年以上に及んでいました。

　認知症を発症したAさんは、一度はお姉さんの家に引き取られました。そして、徐々に認知症が進行します。そのことについて、三女さんは『母があれだけ悪くなったのは、すべて姉のせいなのでは』と。

　彼女は医療関係者で、普段から認知症の方と接していたので、余計にそうした思いが強くなったのでしょう。『かあさんの家』に面会に来るたびに、Aさんを散歩に連れ出したり、マッサージをしたりして、何とか良くならないかと思っていたそうです。

　とはいえ、Aさんの最期が近づいていることに変わりはありません。私は彼女に『自分が生んだ子どもを愛せない親なんているはずがないでしょ。いま、お母さんはあなたがそばに来るのを待ってるよ』と声をかけ、そっと背中を押したんです。

　彼女が部屋に入ると、それまでAさんのそばにいた姉二人は身を引いて、三女さんに場所を譲ります。彼女は母親に近づき、顔を撫《な》でて、そっと抱きしめました。そして『お母さん、ありがとう』と声をかけます。

　するとAさんは最期に嗚咽《おえつ》をあげ、三女さんに抱かれたまま息を引き取りました。

いつも思うのですが、どなたも一番いい時を選んで逝《ゆ》かれるなと。

後に三女さんに話を聞くと、『私とお母さんは仲直りできました』とおっしゃっていました。彼女にとっては、Ａさんの最期の嗚咽が一つの答えだったんでしょう。そして、Ａさんの看取りを機に三姉妹のわだかまりも解《と》けていったのではないでしょうか」

看取りの文化を蘇らせるために

病院にも、市原さんが話してくれたような看取りがないわけではない。しかし、ホームホスピスには病院にはない力があるようにも思う。

僕がそう言うと、市原さんは「生活をともにしてきているからこそ、踏み込める部分がある」と言った。

「在宅医の先生からは、『一週間に一回程度の訪問では、そこまで踏み込めない』と言われました。

あとは『どんな人も受け入れる』『追い出さない』というのがホームホスピスの力かもしれません。住人に『たばこが吸いたい』と言われたら、状況に応じて許可することもあります。

過去にはプリオン病という難病指定の方が、徐々に障害が進行し、食べられなくなったために、『かあさんの家』の一室で在宅医に中心静脈栄養（ＴＰＮ）のための手術をしてもらったこともあります」

良い意味で〝なんでもあり〟というのが、ホームホスピスの一つの良さなのかもしれない。

「ホームホスピス宮崎」では、「聞き書き隊」という取り組みも行っているそうだ。「聞き書き隊」とはその名のとおり、お年寄りの話を聞いて、彼ら・彼女らの人生の一コマ一コマを書きとめ、一冊の冊子にする活動だという。そこには人それぞれに固有の物語があり、冊子は本人が亡くなった後も家族の宝物になる。

僕自身も感じていることだが、人間は物語によって生きている。だから、自分のことを話しているうちに「良い人生を歩んできた」と思えたりするものなのだ。

市原さんは「話を聞くということ自体が、ナラティブ・ケア（患者や家族が自ら語ることによるケア）の実践なんです」と言う。

僕は毎週緩和ケア病棟の回診をしているが、時に患者のベッドの横に座りながら、窓の外の八ヶ岳を前に二人で話をする。「すごい人生だったんですね」なんて相《あい》槌《づち》を打ちながら、聞き役に徹する。自分の人生を肯定しておくと、その後につらい時があっても簡単には笑顔は消えないのだ。

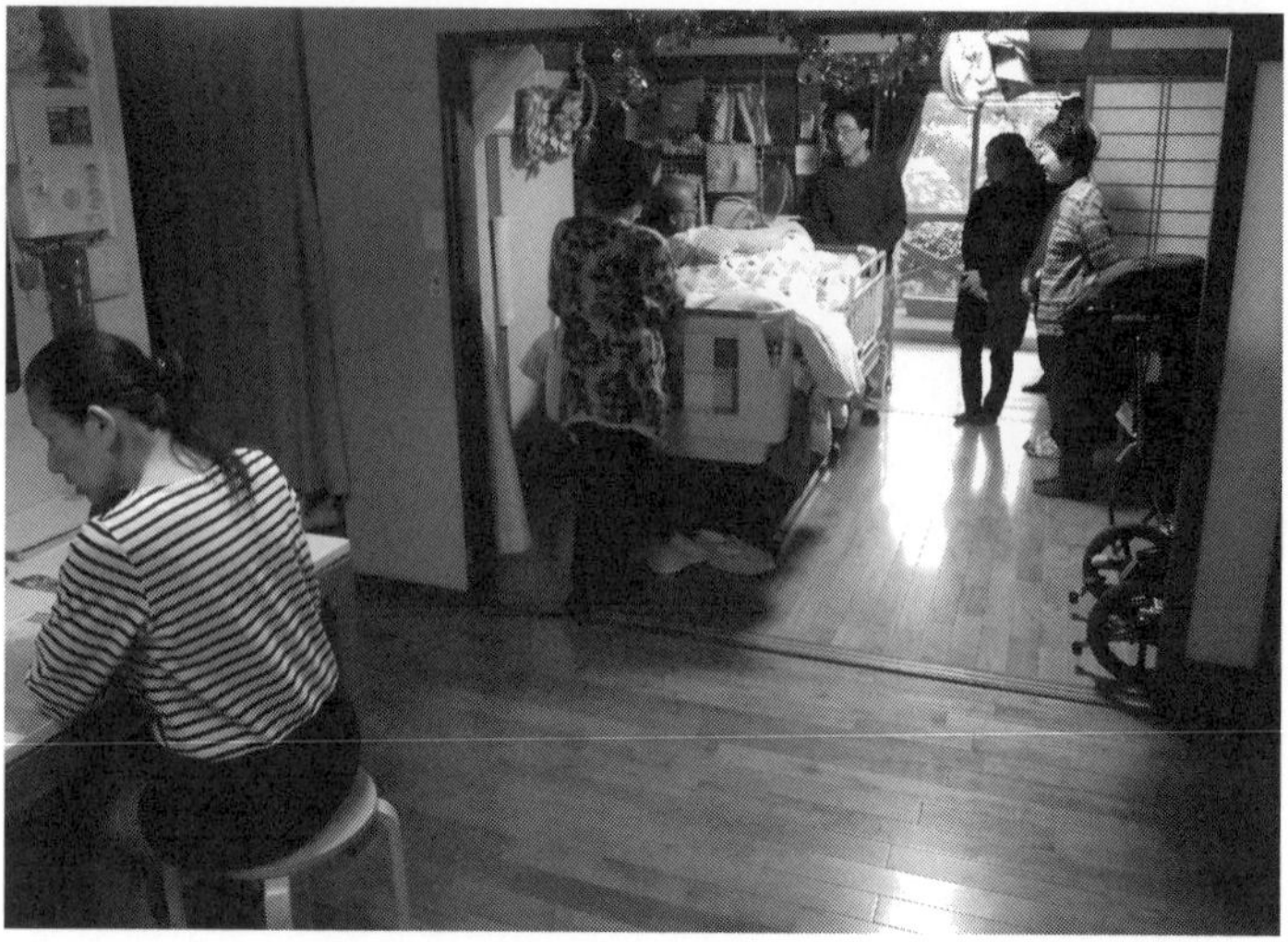

「かあさんの家」は本当の家のような雰囲気だ

「かあさんの家」が開設されて十六年が過ぎた。僕は最後に、市原さんに「看取りの文化は蘇《よみがえ》っていると思うか？」と尋ねてみた。

すると彼女は「徐々に蘇ってきている感じはしますね」と答えてくれた。いま、ホームホスピスを運営している法人は全国に四三、家の数は五八を超えているそうだ。

いまの高齢者は、古い民家でみんなと一緒に生活をするのが良いかもしれないけれど、今後はプライバシーが確保された空間が喜ばれる時期が来るかもしれない。あるいは、世代に限らず個人の時間や空間を大切にしている人もいる。ホームホスピスであれば、そうした要望にも変幻自在に対応できるはずだ。

「同じ一人の人でも、考え方や感じ方は少しずつ変わっていくものです。ホームホスピスは、人だけでなく、状況に応じてサポートの方法も変えられます。

人が生まれる時に助産師が必要なように、人が死ぬ時には〝助死師〟が必要だと私は考えています。ホームホスピスの普及はもちろん、今後はこの〝助死師〟の具体例として『看取り寄り添いナース』の必要性についても、積極的に提唱していこうと思っています」

「かあさんの家」が成功例となって、ホームホスピスに空き家を寄付する人が増えると、その地域にとっても良いことだと思う。

多くの高齢者に「どこで死にたい？」と問うと、本当は「自宅が良い」と思いながら、実際には「施設や病院」と答えてしまう。家族に迷惑をかけたくない。みんな忙しい。介護する余裕なんてない。そんなふうに慮《おもんぱか》ってしまうのだろう。

「家」にはその家独自のにおいや音、空気がある。誰もが最期は、この慣れ親しんだ空気に包まれて「死」を迎えたいはずだ。

「かあさんの家」には、その色とにおいと空気が溢《あふ》れているように思えた。だから市原さんはあえて新築の使いやすくてきれいなホームホスピスをつくらず、古い家にこだわったのだ。

市原さんは、「死」を受け止める文化を豊《ゆた》かにするために、ホームホスピスというシステムを利用しながら、病院に支配された〝命〟を取り戻す運動を展開しているように思えた。

心の整理をする必要はない

市原さんの話を伺った後、僕は「かあさんの家」の住人やその家族、さらには大切な人を看取られた方々とも話をすることができた。

河野加代子さんの母・鬼塚幸子さんが亡くなったのは二〇一八年八月。晩年は肝臓がんを患ったが、享年は九十三歳。大往生だった。

河野さんに話を伺ったのは、母親の他界からまだ三カ月ほどしか経っていないころだった。

冒頭、僕は彼女に「気持ちの整理は大変？」と尋ねた。すると彼女は「いや。それが、その必要は全然なかったんです」と答えた。

これには驚いた。なぜ河野さんには気持ちの整理が必要なかったのか。

母親が「かあさんの家」に入居したのは一八年一月。前年の暮れに体調を崩し、他の病院での一カ月の入院を経てのことだった。

入院から一〇日後、母親は河野さんにこう告げる。「もう一人で暮らすのは不安だから、退院後はグループホームにでも入ろうかな」と。きっと、娘に迷惑をかけたくなかったのだろう。

母親のその言葉を受けて、河野さんの頭には「かあさんの家」が浮かんだ。以前から市原さんらの取り組みに関心を抱いていたのだ。これが正解だった。

そうして「かあさんの家」に入居した母親だったが、八月になるといよいよ具合が悪くなった。河野さんには神奈川県で暮らす姉がいる。そのお姉さんはずっと「最期は家で看たい」と言っていたそうだ。

「姉は離れて暮らしていた分、最期くらいは自分が看てあげたいと思っていたのかもしれません」

河野さんは市原さんに「家に帰るかどうかを母に聞くべきか」と相談した。すると市原さんは、「聞かずにそのまま連れて帰ってあげればいい」と答えた。

本当は家で過ごしたい。だけど、娘に迷惑だけはかけたくない。そんな母親の気持ちを慮っての提案だった。

河野さんも、本心ではそのほうが良いと思っていた。市原さんに背中を押され、彼女は母親を自宅に連れて帰る。

すぐに帰郷してくれたお姉さんと、実家に寝泊まりしながらの看取り。母親が亡くなる前日には、こんな一幕があった。

「姉と二人で身体をさすってあげてたら、母が私たちの手をギューッと握って自分の胸の上に置くんです。だから、三人で手をつなぐ格好になりました。身体は弱っているはずなのに、すごく力が強いんです」

河野さんはその時のことを振り返って、「母は『ありがとう。もういいよ』って伝えたかったんじゃないか」と振り返る。そして、「言葉に出して母に『ありがとう』と言えばよかった」とも語った。だけど僕は、その気持ちはちゃんと通じていただろうと思う。

生前の母親は、葬儀は自宅で行うこと、そして墓終《はかじま》いすることを望んでいたという。ここでも最後まで娘たちに迷惑をかけたくないという気持ちがあったのだろう。姉妹はそんな母親の願いを叶《かな》えるため、樹木葬で送り出すことにした。

河野さんが一枚の写真を見せてくれた。撮影されたのは一八年の六月。母親が亡くなる二カ月前に、本人も含めた家族で、ピクニックに出かけた時のものだ。みんな本当に良い顔をしていた。

四十九日を終え、河野さんは市原さんのもとを訪ねた。そこで「いつも母は心のなかにいるから、私は幸せです」と語ったそうだ。

「母の看取りを経験して思ったのは、パズルのピースがはまるように、不思議とすべてのことがカチッとはまっていく感覚でした」

心の整理をする必要はない——。話を聞いて、そう言った河野さんの気持ちが理解できた。

本当に良い看取りには、グリーフ・ケア（遺族の悲しみを和らげるための支援）が必要ないのかもしれない。

「かあさんの家」に姿を変えた実家

長岡博《ひろ》子《こ》さんの母・細山田チカさんは、二〇一四年に七十七歳で他界した。五十九歳の時に若年性認知症と診断され、ずっと自宅で夫に看てもらっていたものの、〇五年になると今度は夫ががんの診断を受ける。

当時の長岡さんは子育てに忙しく、母親を看る余裕はなかった。だから父親が治療を受ける間、長岡さんは母親をグループホームに入所させざるを得なかった。

しかし、父親は診断から一年後に亡くなってしまう。思い悩んだ長岡さんは、両親が暮らしていた実家を市原さんらに貸し出し、「かあさんの家」を開いてもらうことにした。そして、そこに母親を入居させる。長岡さんも以前から「かあさんの家」の存在を知っていたのだ。

「実家を『かあさんの家』にすれば、母のためにもなるし、同じような状況にある地域の方々のためにもなると思ったんです。あと、私の家と実家がすぐ近所だったので、子どもたちと一緒に母の顔を頻繁に見に行けるということもあって」

長岡さんの実家が、「かあさんの家」として生まれ変わったのは〇七年。小学生だった彼女の娘二人は、「ただいま」と言って「かあさんの家」に出入りするようになった。

二人はおばあちゃんや他の住人に喜んでもらおうと、「かあさんの家」でホーム・コンサートを開催した。長岡さんのピアノ伴奏に合わせて、娘二人が歌ったのだ。

「母は宝塚歌劇団が好きだったので、孫たちと一緒に嬉しそうに歌ってましたね」

ある時、認知症の母親は孫に向かって「ひろこ」と呼び掛けたという。孫ではなく娘の名前を。きっと、自分が若いころに子育てをしていた時のことを思い出していたのだろう。「ひろこ」という呼び掛けには大きな意味があったと僕は思っている。「博子、ありがとう」と言いたかったのではないか。

二人の孫は、自分たちのおばあちゃん以外の住人とも分け隔てなく触れ合った。

息子との不仲ゆえに孫に会えなかった男性の住人は、まるで自分の孫のように二人を可愛《かわい》がっていたそうだ。

二人の娘にとってみれば、自分たちの祖父母以外に数人のおじいちゃん・おばあちゃんがいたわけだ。

市原さんは、当時のことをこう振り返る。

「ちゃんとノックしてから他の住人の部屋に入る。そして、『ただいま』と言って膝の上にドンと飛び乗るんです。二人の成長は、私たちを含めてみんなの喜びでした」

実は、長岡さんには一人の兄がいて、どうやら関係がうまくいっていなかったそうだ。父親と兄の関係が悪化してしまったことで、長岡さん自身もお兄さんと不仲になってしまったのだ。

ただ、実家を「かあさんの家」にするという彼女の決断に対して、お兄さんは特に何も反対はしなかった。

母親の通夜《つや》の晩。久しぶりに顔を合わせた兄妹《きょうだい》は、相変わらずギクシャクしていた。

しかしお兄さんは、長岡さんの知らないところで、彼女の娘二人に何度も「ありがとうね」と言ってくれたという。

僕は長岡さんに対して単刀直入に「その後、お兄さんとは和解したの？」と聞いてみた。

すると彼女は「いや、まったくですね」と。

しかし、少し間をおいてこう続けた。

「和解はしてないけど、両親が亡くなってある程度の時間が経ったいま、兄のことを少しは理解できてきたのかなという気はします」

親を自分で看取る人は少なからずいる。とはいえ、他の人たちの看取りのために家を提供する人はそう多くはないはずだ。長岡さんの決断は、温かな〝疑似家族〟を生み出し、住人だけでなく自分の娘二人の成長のためにもなった。彼女の娘たちほど良い子は、なかなか育てられるものじゃない。

そんな温かい〝疑似家族〟をつくり出せる長岡さんのことだ。お兄さんとの関係についても、そう遠くないうちにもつれた糸が解ける時が来ると僕は思った。

いつしか皆が〝疑似家族〟に

〝疑似家族〟には、「かあさんの家」のスタッフも含まれる。

すでに述べたように「かあさんの家」には「聞き書き隊」というボランティアがいる。その名のとおり、住人の半生を聞き取り、書き残していくのだ。

そんな「聞き書き隊」の隊長を務める井《いの》上《うえ》直《なお》敬《たか》さんは、「私は市原さんのことを姉ちゃんだと思ってますよ」と語る。

実は、井上さんは母親を「かあさんの家」で看取った。市原さんが「かあさんの家」をスタートした初めのころに、井上さんの母親はそこで六年間生活したという。

「スタッフの方々は非番の時に、うちの母を喫茶店や食事に連れ出してくれました。そんな関係だから、たとえばスタッフが気に入らないことをすると、母は私に『うちのバカ娘が……』って言うんです（笑）。だから姉ちゃんなんです。おかげで、私はあまり介護をしているというふうには感じませんでしたね」

井上さんは、定年退職と同時に宮崎に帰郷し、母親との生活を始めた。

遅かれ早かれ、いつかはグループホームなどに母を看てもらわなければならないと考えていたころ、市原さんが運営する「ホームホスピス宮崎」が開いていたボランティア養成講座を知る。そこに参加して聞き書きを始めたのだ。

長らく地元を離れていた井上さんにとって、母を一緒に看取った市原さんたちは、まさにお姉さんのような存在なのだ。

市原さんが言うには、「かあさんの家」に入居する方たちの娘・息子さんたちは、皆が一様に親孝行だそうだ。

「ほとんどの人が、病院やグループホームでの看取りに満足できず、探しに探してうちに辿り着くんです。それ自体が親孝行だと私は考えています」

親の顔を見に「かあさんの家」を訪れると、そこには他の住人が生活している。当然、住人の家族同士が顔を合わせることもある。しだいに声を掛け合うようになり、住人の息子や娘同士が友だちになることもあるという。

実際、現在の住人の娘同士で、一緒に出掛けたり、バーベキューをしたりする仲の方もいると聞いた。彼ら・彼女らの関係は、〝疑似家族〟とまではいかなくとも〝疑似親戚〟くらいには言えるはずだ。

「かあさんの家」で研修を受けている白谷美《み》和《わ》さんという女性は、看護師として二〇年以上のキャリアがある。ここ数年は、訪問看護師として働いてきた。

そんな白谷さんは祖母を自宅で看取った。その時の経験が、彼女を訪問看護の仕事に向かわせたという。

「私の家族の場合、子や孫が取り囲むようにして祖母を看取ることができました。それが仕事として見てきた急性期（病気になり始めの期間）の医療機関での看取りとはまったく違っていて、すごく良かったんです。

やっぱり人の最期ってこうあるべきだなと思いました。そこから、多くの人に在宅での看取りをしてもらいたいと思って、訪問看護を始めたんです」

ただ、実際に現場で働いてみると、皆が大勢の家族に囲まれて看取られるわけではないことを知った。ならば自分で「かあさんの家」のようなホームホスピスを始めよう。そう決めて、白谷さんはここへ研修にやって来たのだ。

目標は「ホームホスピスをスタートさせること」と語っていた。事業としての継続性など、乗り越えるべき課題はたくさんある。研修は二〇一九年三月で終えるとのことだった。

白谷さんのような心ある人がどんどん増えて、ホームホスピスがますます広がっていけばいいと僕は思っている。彼女には、ぜひとも頑張ってもらいたい。

日常生活の中にある「死」

住人の一人、旭爪千賀子さん（九十三歳）の部屋には、ちょうど彼女の娘と息子、そして姪《めい》が訪れていた。

旭爪さんは、ベッドに横たわったまま、意識ははっきりしていない。

彼女は三年前に娘に食事をさせてもらっている最中に誤嚥《ごえん》してしまい、窒息を引き起こす。呼吸は停止し、心臓も止まったが、救急救命によって何とか一命はとりとめた。意識がはっきりとしないのは、認知症ではなくその時の後遺症だという。

誤嚥を起こす前はまだ歩けていたが、退院後に特別養護老人ホームに入所すると、車椅子でしか移動させてもらえなくなる。しだいにすっかり足腰も弱って、入院生活の最後の方は完全に寝たきり状態となり、褥瘡《じょくそう》も酷《ひど》くなった。

当時のことを、息子さんはこう振り返る。

「骨折の可能性があるということで、ろくに着替えもさせてもらえず、裸の上に病衣をかけた状態で過ごしました。肩なんかは出っぱなし。痰《たん》の吸引も決まった時間にしかしてもらえなかったので、いつも喉がゴロゴロと鳴っていました」

そんな様子を見かねた子どもたちは、一生懸命に他の施設を探しまわる。そして、「かあさんの家」を見つけ出し、一七年の春に旭爪さんはここへ入居できた。

娘さんは次のように話してくれた。

「病院のころは、褥瘡が酷いから皮膚に触れることも禁止されてました。それがここへ来ると、スタッフの方が『そんなことはない。触ってください』と言うんです。

寝たきりだったのが、車椅子で生活できるようにもなりました。すると、褥瘡もみるみるうちに良くなったんです」

娘さんは、自分が食事をさせている時に起きた母の誤嚥について、大きな責任を感じていた。それが「かあさんの家」で大切に看てもらえるようになって、ようやく気持ちが落ち着いてきたそうだ。

「ずっと混乱していたけど、いまでは気持ちよく看取ってあげたいと思えるようになりました。ここに来ても何をするわけでもないんですが、母の隣にいるだけで私は幸せです」

ふと思い立って、僕は旭爪さん本人の耳元で「聞こえてる？」と声をかけてみた。「みんないい加減なことを言ってるよね。だけど、良かれと思ってのことなんだよね」と。

すると、旭爪さんのずっと閉ざしていた目が微《かす》かに開いた。

息子さんもすぐさま「お母さん、鎌田先生だよ。本読んでたよね？」と母親の耳元で話しかける。

母親は目をパチパチとさせた。明らかに、僕たちの問いかけに反応しているのだ。

子どもたちに「ここへ連れてきて正解だった？」と尋ねると、娘さんは「それはもう大正解ですよ」と即答した。

子どものころの旭爪さんは、戦中を朝鮮半島で過ごした。戦後に引き揚げ、ずっと家庭を守ってきた。何をするにしても人の手を借りるのを嫌がったという。自立心が強かったのだ。

誤嚥を起こして以降の三年間、いろんなことがあった。お互いに嫌な思いをしたかもしれないけれど、旭爪さん親子にはその時間がとても大切だったのだ。

会話こそできないものの、旭爪さんは僕たちの会話を聞きながら、時々目をパチパチさせていた。きっと、子どもたちに対して「心配しなくていい。私は大丈夫だから」と言いたかったのだろう。

「かあさんの家」は、やはり独特の空気を持つ〝家〟だった。そこには生活の音やにおい、光があり、まさに住人それぞれの固有の空間になっているのだ。

「かあさんの家」では、日常生活のただなかに「死」が穏やかに存在していた。

「死」に向き合い、「生」を過ごす

東日本大震災で甚《じん》大《だい》な被害を受けた岩手県陸前高田市。最大一七メートルの津波に襲われ、死者・行方不明者は約一八〇〇人を数えた。

震災前の人口はおよそ二万四〇〇〇人。それが震災によって約三五〇〇人もの人口が減少した。さらには、市外に避難・移住した多くが若者だったために高齢化も進んでいる。

僕は、震災後の陸前高田市に何度も通ってきた。今年（二〇二〇年）の三月で震災から九年。中心市街地ではかさ上げ工事が進み、すでに大型商業施設や市立図書館もできている。地域の復興は、少しずつ進んでいるのだ。

そんな陸前高田市に、実におもしろい劇団がある。その名も「劇団ばばば☆」。

この劇団を主宰しているのは、陸前高田市の医師や看護師、ケアマネジャーなど、医療・介護・福祉の専門家による「陸前高田の在宅療養を支える会」（通称：チームけせんの和）

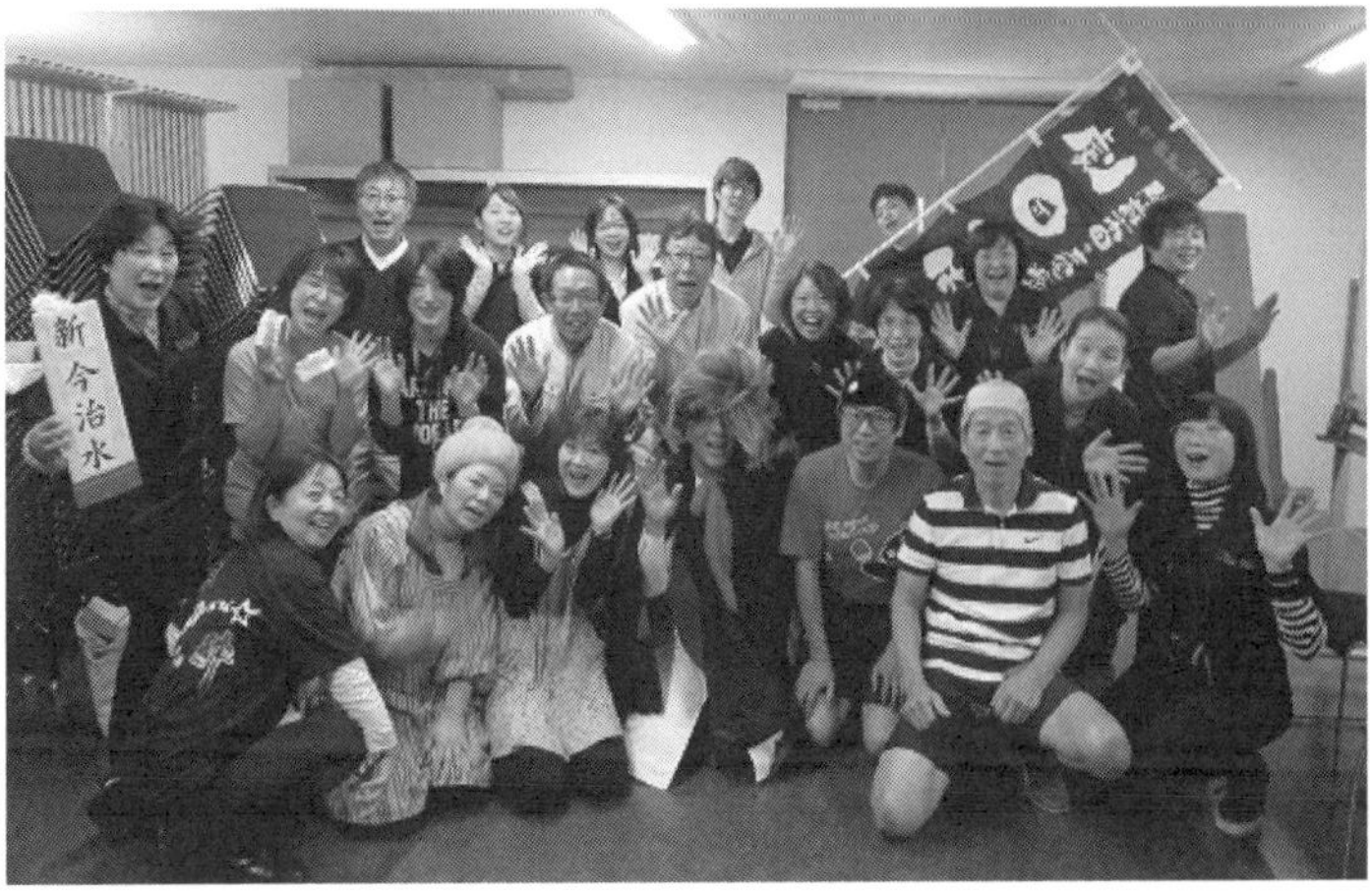

「劇団ばばば☆」の人たち

という団体だ。

「劇団ばばば☆」の何がおもしろいかというと、「チームけせんの和」のメンバー、すなわち医療・介護・福祉の専門家が、自ら役者として舞台に立っていることだ。

「劇団ばばば☆」の寸劇は、主に仮設住宅や災害公営住宅の集会所をはじめ、公演の依頼に応じて大きなステージでも披露している。

その内容は、「減塩」や「口《こう》腔《こう》ケア」「転倒予防」などの重要性を市民に呼び掛ける演目となっている。つまり、医療・介護・福祉の専門家が、健康や命の守り方を、寸劇を通して地域の人々に伝えているのだ。

役者としては素人《しろうと》だが、演じるテーマについてはプロ集団。舞台からは、地域の人々の健康や命を守りたいという劇団員の熱い気持ちがひしひしと伝わってくる。

劇団名の「ばばば」とは、NHK連続テレビ小説「あまちゃん」で一躍有名になった「じぇじぇじぇ」と同じく、驚きを表すこの地の方言。「じぇじぇじぇ」は県北の久慈《くじ》地方、「ばばば」は沿岸南部の方言だ。

寸劇は笑いの絶えないストーリーで、最後はいつも「ばばば！」という決まり文句で幕を閉じる。公演の際には、いつも会場はいっぱいになり、拍手と笑いで大いに盛り上がる。

そんな「劇団ばばば☆」が活動をスタートしたのは二〇一五年。僕は発足当初からこの劇団を知っていた。というのも、劇団を主宰する「チームけせんの和」の設立に僕自身が大きく関わっていたからだ。

僕が、後に「チームけせんの和」を生み出す人たちに出会ったのは一二年七月のこと。

その日、僕は広島で開かれた日本ケアマネジメント学会で記念講演をした。終了後、楽屋に三人の女性が訪ねてきた。

そのうちの二人こそ、「チームけせんの和」の発起に関わった佐藤咲恵さんと、同僚だった菅野《すがの》佳代子さんだった。もう一人は宮城県南三陸町で居宅介護支援をする「ひなたぼっこ」の代表でケアマネジャーの三浦丈美さんだ。

保健師の佐藤さんは、震災当時住んでいた家と、三月二十日に引っ越す予定だった新築の

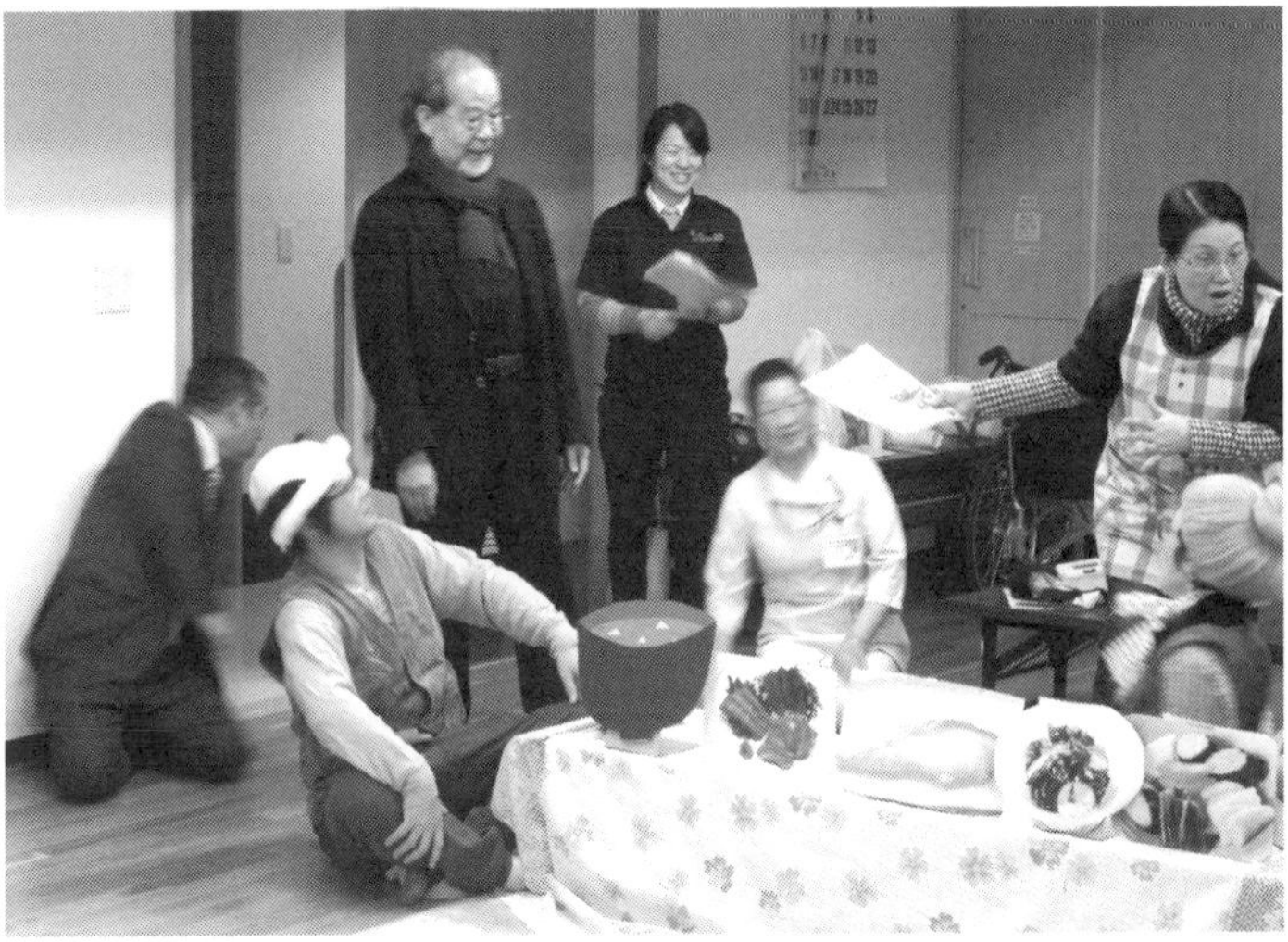

僕も「劇団ばばば☆」の舞台に加わったことがある

家の両方を津波で流された。看護師の菅野さんは夫と自宅を津波に流され、失意のなかで交通事故を起こして右腕を失った。

二人とも、大変な状況のなかで、地域のため、人々のために懸命に生きていることがわかった。だから僕は、「仕事を続けていてください。困っている人を支えてあげてください。必ず応援に行きます」と彼女たちと約束した。

僕は、その約束を四カ月後に果たした。講演で陸前高田市を訪ねたのだ。

会場には多くの市民や地域包括ケアの担《にな》い手《て》たちが集まっていた。その時の僕の講演が一つの契機となって、翌一三年に「チームけせんの和」が設立された。

陸前高田市を含む沿岸部は、震災前から医

師や看護師の人手が不足し、在宅ケアが遅れていた。そんな地域に大震災と津波が襲い掛かったのだ。

「チームけせんの和」は、その大ピンチを乗り越えるためにつくられたネットワークであり、そのなかの健康づくり運動の一つとして「劇団ばばば☆」が生まれたのだ。

実は、僕も「劇団ばばば☆」の役者として舞台に上がったことがある。劇団のポロシャツや、のぼり旗に使われている題字も、僕が筆で書いた。

陸前高田市は大変な地域だからこそ、着々と地域包括ケアが整ってきたのだと思う。そしてその取り組みは、きっと今後の復興や地方創生のモデルになるはずだと僕は期待している。

いつ死んでもいいように

二〇一九年の初夏、僕はそんな「劇団ばばば☆」の面々に話を聞いた。

仕事で経験した「死」。日々の生活のなかに訪れた身近な人の「死」。震災で目《ま》の当《あ》たりにした多くの「死」。そして、いつかは訪れる自らの「死」。

「劇団ばばば☆」の人々は、それぞれの「死」について、どんなことを考えているのだろうか。

心の復興度合いを含め、それぞれの「死」についての考え方や感じ方は異なる。僕が「チームけせんの和」に関わるようになったきっかけの二人、菅野さんと佐藤さんにとってもそれは同じだ。

震災当時、菅野さんは五十歳だった。彼女は生まれてから五〇年間、ずっと高田に住み続けてきた。

先述のとおり、菅野さんは最愛の夫を津波で亡くす。夫は中学時代の同級生。ショックというよりも、まったく信じられなかった。ただ、震災が起きる半年前に夫が突然こんなことを言ったそうだ。

「俺はもうやることはやったから、幸せだったし明日死んでもいい」

菅野さんは、その時のことをこう振り返る。

「急にそんなふうに言うから、私はただ『何言ってんのよ』って。でも『なんかそう思うんだよな。もう明日死んでも悔いはない』って返ってきたんです。

私は、なんでそんなこと言うんだろうって不思議に思っていました。これから楽しいことがいっぱいあるのに。歳を取ったら行きたいところもいっぱいあるのにって」

死を迎えたら、また夫に会える。菅野さんはそう信じている。

「いまも度々、夫が夢に出てくる」と菅野さんは言う。最初は不思議な感じだったが、もはや違和感はなくなったそうだ。

「いつ死んでもいい。いまでも、明日でもいい。だから、自分が亡くなった後に子どもたちに大変な思いをさせないように、いろいろと準備を進めています」

ある人の講演会に参加した時のこと。講演者から「悲しんでばかりいるより、幸せを感じて暮らした方がご主人も嬉《うれ》しいはず」と声をかけられた。

「そうだなって思いました。ただ、少し時間が経つとまた悲しい気持ちが出てきて。いまもなかなか気持ちを整理できません。本当に落ち込む時もあります」

そう言いながらも、菅野さんは、市民交流プラザの地域包括ケアコーディネーターとして、人々のために働いている。

僕が話を伺った日も、高齢男性の自宅を訪問してきたという。彼女は、僕と初めて会ったころと同じように、整理できない気持ちのまま、それでも懸命に生きていたのだ。

一方の佐藤さんは、家族こそ無事だったものの、新旧二つの自宅を津波に流されてしまった。

佐藤さんの夫は、佐藤家に婿《むこ》入《い》りした。そのこともあって、震災以前の佐藤さんは「絶対に夫を残して先に死ねない」と思ってきたそうだ。しかし、震災による多すぎる「死」を目の当たりにして、考え方が変わったという。

「数分先、数時間先の保証は何もない。明日何が起こるかなんて誰にもわからない。だから最近は『先に逝《い》ったらごめんね』って思うようになったし、実際にそう言うようになりました。『やりたいと思ったことはやった方が良い。私もやるから』って」

その言葉のとおり、二〇一五年にはオーストリアのウィーンに旅行に出かけた。そして、シュテファン大聖堂でモーツァルトの「レクイエム」を歌ってきたそうだ。それが、ずっと合唱を続けてきた佐藤さんの夢だったのだ。

「仕事を一週間も休むことに悩みましたが、行かないと後悔すると思ったんです」

どうして佐藤さんはそこまで前向きなのか。

僕が「家を二つ流してもどうってことないの？」と尋ねると彼女はこう答えた。

「実は、新築の家は息子が一緒に住む前提で建てました。ですが、そのなかに『どう考えても失敗した……』と後悔する間取りがあったのです。だけど、それが見事に流されたもんだから『よし、やり直しだ！』って思いましたよ。息子も結婚・独立し、今度こそ暮らしやすい家になりました」

彼女のポジティブさは、ただただ「すごい」としか言いようがない。陸前高田の地には、前向きな彼女に救われた人がたくさんいるはずだ。

「チームけせんの和」や「劇団ばばば☆」に限らず、佐藤さんの存在は陸前高田市の地域包括ケアをけん引してきたと言っても過言ではない。

菅野さんしかり、熱意ある人々がネットワークをつくることで、その地域は見事に復興を遂げるし、大きく発展するものなのだ。


岩手県は六月中旬まで新型コロナウイルス感染者が一人もいない。岩手県の知り合いのドクターに電話をして、その理由を聞いてみた。みんな岩手県第一号になってはいけないと緊張しながら気をつけているのだという。

ドクターに限らず、いろいろな知り合いに聞いても、彼らが笑いながら答えるのは、岩手県民は「口が堅い」、口数が少ないからだという。とくに中高年の男性なんかは、放っておくとずっとしゃべらない。

笑ってしまった。なるほどなと思った。新型コロナウイルスは、口腔内に多く潜んでいる特徴があるため、おしゃべりのときに口からでる飛沫から感染していると考えられている。だからマスクがとても大事なのだ。

岩手県から学ぶことは多いように思う。丁寧に一人ひとりが密閉、密接、密集だけではなく、密着も含めて四密を避けていけば、感染リスクは大きく減らすことができるのだ。

しかし僕が知っている陸前高田の人たちはよくしゃべる……（笑）。僕が行くと必ず一〇人くらいが集まって、宴会になる。ただ、彼らのなかには、看護や介護系の人たちが多く、四密が必要な仕事をしている。それでもマスクや手洗いをして、丁寧に防御していけば感染しないということなのだと思う。

それぞれの向き合い方

「劇団ばばば☆」には団長がいる。

竹駒町のグループホームで管理者として働く佐々木康裕《やすひろ》さんがその人だ。僕は彼のことをおしゃべりな哲学者と呼んでいる。

震災当時の佐々木団長は三十四歳。二十代のころには「死」について何も考えたことがなかった。それが震災後には、菅野さんと同じように「いつ死んでもいいように」と思うようになったという。

「とにかく後悔したくない。多少時間がないと思っても、今日できることは今日のうちにやっておかないと後悔する。そう思ってやってます」

ただ、そうは言っても近ごろは欲が出てきたそうだ。

「いつ死んでもいいんだけど、子どもが成長していくなかで、孫の顔が見たいって思うようになったんです。だから、身体には気をつけています。特に塩。塩分には気をつけてますね」

そんな佐々木団長は、二〇一六年に祖母を亡くした。

本人いわく、生前の祖母は好きになれなかったそうだが、亡くなった後にはお世話になった訪問看護師と一緒にエンゼルケアをしたという。エンゼルケアというのは、保清《ほせい》やメイクなど、死後に行う処置のことだ。

「仕事柄、特に抵抗はありませんでした。冷たくなった祖母の身体を濡《ぬ》れたタオルで隅々まで拭いたんです。もちろん陰部も含めて。

すると、ふと『親父《おやじ》たちはこの身体から生まれてきたんだ』って思いが湧いてきました。そして、その後に俺が生まれ、自分の子どもたちが生まれてきた。

そう思うと、なんかありがたいなって。その時から、いつ死んでもいいように生きるんだけど、生きることそれ自体にはちゃんと感謝しようって思うようになりました」

いかにもおしゃべりな哲学者らしい話だと思う。

「死」と向き合うことによって、「生」の大切さに気づいてもらいたい。僕はそう思ってこの本を書いている。

陸前高田の哲学者は、あまり好きではなかった祖母の死後の身体を拭いた。そのことで祖母だけでなく自分の「生」に感謝できるようになったのだ。まさに「死」と向き合うことで

「生」の大切さに気づいたのだ。

地域包括支援センターで保健師として働く蒲生《がもう》紋子さんは、とても興味深い話をしてくれた。

蒲生さんは、津波で親友を亡くした。彼女もまた身近な人の「死」に触れて、自らの「生」を考え始めたという。

「時々、ふと『あの子、今どうしてるかな』って思いますよね。震災後は、それを心に留《とど》めたままにしないようになりました。思った時にその人にきちんと連絡をして『元気？』『変わりない？』って聞くようにしています」

僕が、彼女の話でとりわけ興味深いと思ったのはここからだ。蒲生さんは、震災の後から幽霊が怖くなくなったというのだ。

「祖母もそうですし、親友もそうです。大切な人を亡くすと、もう会えないことはわかっていながら、『会いたい』という気持ちが強くなりました。幽霊でも良いから会いたい。そう思うようになると、幽霊が怖くなくなったんです。お化けは怖いけど、幽霊は怖くないですね」

「ご主人の夢をよく見る」と言っていた菅野さんの場合もそうだが、亡くなった人は、遺された人のなかでいまもなお生きているのだ。

だからこそ、ある人には夢を通じて、またある人には幽霊として姿を現す。そして、遺された人に体温やにおい、息遣いを感じさせるのだ。

それもまた、遺された人の「死」との向き合い方の一つなのだろう。

「死」はいつか必ず訪れる

南三陸町のケアマネジャーとして働く三浦丈美さんは、四十歳の時に甲状腺《こうじょうせん》がんを患った。

その時に初めて、自分にもいつかは「死」が訪れるということを自覚したという。

特に、子どもが生まれたばかりの若いころには、何が起きても生き抜かなければと思っていただけに、「死」のことはまったく考えてこなかった。

そんな三浦さんは、震災で夫と義母を亡くした。子どもはすでに独り立ちしている。震災後は一人で仮設に入る勇気がなく、実家に戻って父親と二人暮らしをすることになった。そのころ、すでに母親は膵臓《すいぞう》がんで他界していた。

「本当は夫と二人で父の面倒を見ようと思っていたんです。それが、むしろ私が実家で面倒を見てもらうことになりました」

二八年ぶりの実家。父親は亡き妻を思い、三浦さんは亡き夫を思いながらの生活。加えて、彼女が仕事をしていたこともあり、すれ違いの生活が続く。

「なかなか〝家族〟になり切れませんでした。父親はもっと私と話をしたかったはずですが、それもなかなかできず、『なんか私、冷たい娘だな』と思って生活してましたね」

そんな生活が四年ほど続いた二〇一五年、父親に肺がんが見つかった。

そこから父親は、少しずつ「死」の準備を始める。田んぼを手放し、ゲートボール仲間にお別れのプレゼントを渡してまわった。

「だけど、そこからかなり頑張って、二〇一八年の十一月くらいまでは、身のまわりのことは全部自分でやってました。食事や洗濯もすべて。なので、私はあまり父の手伝いをしませんでした」

容態が悪くなったのは、同年十二月だった。そこで、いよいよ父親は三浦さんを頼るようになる。銀行口座の暗証番号を伝え、家庭菜園の収穫について相談したのだ。

「『来年の玉ねぎと行者ニンニクはどうしよう』って言うんです。だから私は、『お父さんが死んでも、私が収穫するから大丈夫だよ』って」

それまではそれぞれの生活をしていたのが、父親は彼女の帰宅を待ちわびるようになった。仕事中の三浦さんの携帯電話には、実家から何度も着信が入る。

「最後まで自宅で過ごすことが父の望みでした。肺がんが見つかった時、私は父に『じゃあ、最後まで家で頑張ろうね』って言ったんです。

具合が悪くなった父からの度重なる着信を受けて、そうは言ったものの、孤独な思いをさせてたかなって思いましたね」

父親の容態が悪くなってからは、二人で過ごす時間が増えた。一緒にお茶を飲んだり、テレビを見たりしながら、いろんな話をした。父親がこれまでに読んできた本の話や、友人たちとの思い出話。

「あの時間がなかったら、私はきっと冷たい娘のままで終わってました。だから父との最後の日々は、私にとって宝物なんです。あたりまえのことなんですが、父と私は〝家族〟なんだなって感じました」

父親は、翌一九年の三月に自宅で静かに息を引き取った。

亡くなる日の明け方、三浦さんにこんなふうに言ったそうだ。「俺はもう終わりだから。泣かないようにね」と。

「父は、食事や洗濯、畑仕事、趣味といった日々の生活を、とても大切にする人でした。とにかく自分がいまできることを大切にして、生きてきた人だったように思います」

最愛の妻を先に亡くした父親は、きっと真正面から「死」に向き合っていたんだろうと思う。

だからこそ、丁寧に「生」を過ごすことができたんじゃないだろうか。

「死」は必ず訪れる。しかし、だからといって「生」を投げ出してしまってはいけない。

必ず訪れるからこそ、三浦さんの父親のように、丁寧に「生」と向き合ってもらいたい。

僕はそう思っている。

繰り返し思い出し、偲《しの》び、語る

たくさんの唐突な「死」が出てしまった陸前高田市には〝死のニオイ〟が漂う。そんななかでも、必死に生きようとする人々にスポットを当てたい。

同市では、心の復興のために人と人との関係づくりが活発に行われている。その最前線の現場の一つが市民交流プラザだ。

市民交流プラザとは、人々が気軽に立ち寄って、お茶を飲みながら語り合ったり、互いに相談したり、新聞を読んだりと、思い思いに過ごせる場所のことだ。

陸前高田市によって市営住宅（災害公営住宅）の下和野《しもわの》団地と中田団地の一階スペースに設置され、同市民であれば誰でも利用することができる。

他にも、演奏会や健康教室などのイベントや、臨床心理の専門家や看護師などによる「みんなの相談室」といった催しも、この場所で行われている。ちなみに、「劇団ばばば☆」の公演も「みんなの相談室」が事務局になっている。

市民交流プラザの入り口にあるのぼり旗には、「はまってけらぃん、かだってけらぃん」という文字が書かれている。これは、方言によるこの取り組みのコンセプト文で、標準語にすると「仲間に入って、語りましょう」という意味だそうだ。

運営を行う人々は、市民を巻き込んだこの語り合いの場所づくりを、コンセプト文を省略した「はまかだ運動」と呼び、内外への周知に尽力している。

先に紹介した「チームけせんの和」の菅野さんは、中田団地の市民交流プラザでケアコーディネーターとして働いている。

二〇一九年の初夏に陸前高田市を訪れた際、僕は彼女に連れられて、中田団地の市民交流プラザの催しに集った人々の話を聞くことができた。

集まっていたのは、菅野さんを含めて女性が一五人。

僕が「自分自身の復興度はどれくらいだと思う？」と尋ねると、多くの人が「半分くらい」と答えた。その理由は人それぞれだ。

中田団地で娘家族と一緒に生活するある女性は、「一人での生活が長かったから、急に人数が増えてすごい疲れます」と、ありのままの思いを語ってくれた。

娘とまだ小さな孫たちとの生活。家族が近くにいること自体は安心だが、娘が仕事に出る日中は孫たちの世話など、負担が増えたという。

「もちろん楽な部分もあるけど、大変なことも多いんです。いろんなことが覆い被《かぶ》さってきて。娘には冗談半分で『そろそろ段ボールで生活しようかな』って言ってるくらいなんです。だから、交流プラザは救いですね」

同じく中田団地で一人暮らしをする別の女性は、仮設住宅で暮らしていた時の方が良かったという。僕は彼女に「それはこの建物が嫌ってこと？」と尋ねた。

「建物が嫌ということではなくて、部屋の外の音が聞こえてこないのが寂しいんです。閉じ込められてしまった感じがして」

彼女いわく、仮設のころは隣近所がうるさいと感じる時もあったけれど、隣に誰かがいるという安心感が常にあったという。しかし、団地に移り住んでからは隣人の気配を感じられなくなったのだ。

「仮設住宅の方が良かった」と言うのは、何も彼女だけではない。他の女性も「きっと死ぬまで馴染《なじ》むことはできないと思う」と言っていた。そして二人とも、「だからこそ、市民交流プラザには助けられている」と口を揃《そろ》える。

「団地の部屋では、隣人の気配が感じられない」と言った彼女は、こう述べてくれた。

「ここへ来ると、皆さんとお茶を飲んだり、歌ったり、お話をするんです。それがあるからこそ、いまの私は幸せだなって思うんですよ。だから、こうやって元気で楽しく生活していられるんです」

震災から八年が過ぎた時点でも、まだまだ心の復興は道半ばだった。市民交流プラザの存在意義はとてつもなく大きいように思う。

筋金入りの世話好き

市民交流プラザを訪問したほかにも、陸前高田市に暮らす三人の方に話を伺った。

一人は被災地語り部《べ》として活動する釘《くぎ》子《こ》明《あきら》さん。

震災前の釘子さんは、三〇年にわたってホテルで働いてきた。用度係から宴会係、営業からフロントまで、すべてを経験してきたのだ。

震災が起きた時、釘子さんは市内にあるクリニックの駐車場にいた。すぐに自宅に戻り、高齢の母親を連れて近所の避難場所である大石公民館に車で向かった。

車を置き、母親の安全を確保するなり、釘子さんは地域の人たちの誘導にあたる。釘子さんは生来の〝世話好き〟だったのだ。大石地区の人たちは公民館に。それ以外の人たちは高田第一中学校の避難所に案内した。

「そしたら、中学校の裏の山から赤い煙が見えたんです。そして次の瞬間には『津波が来た

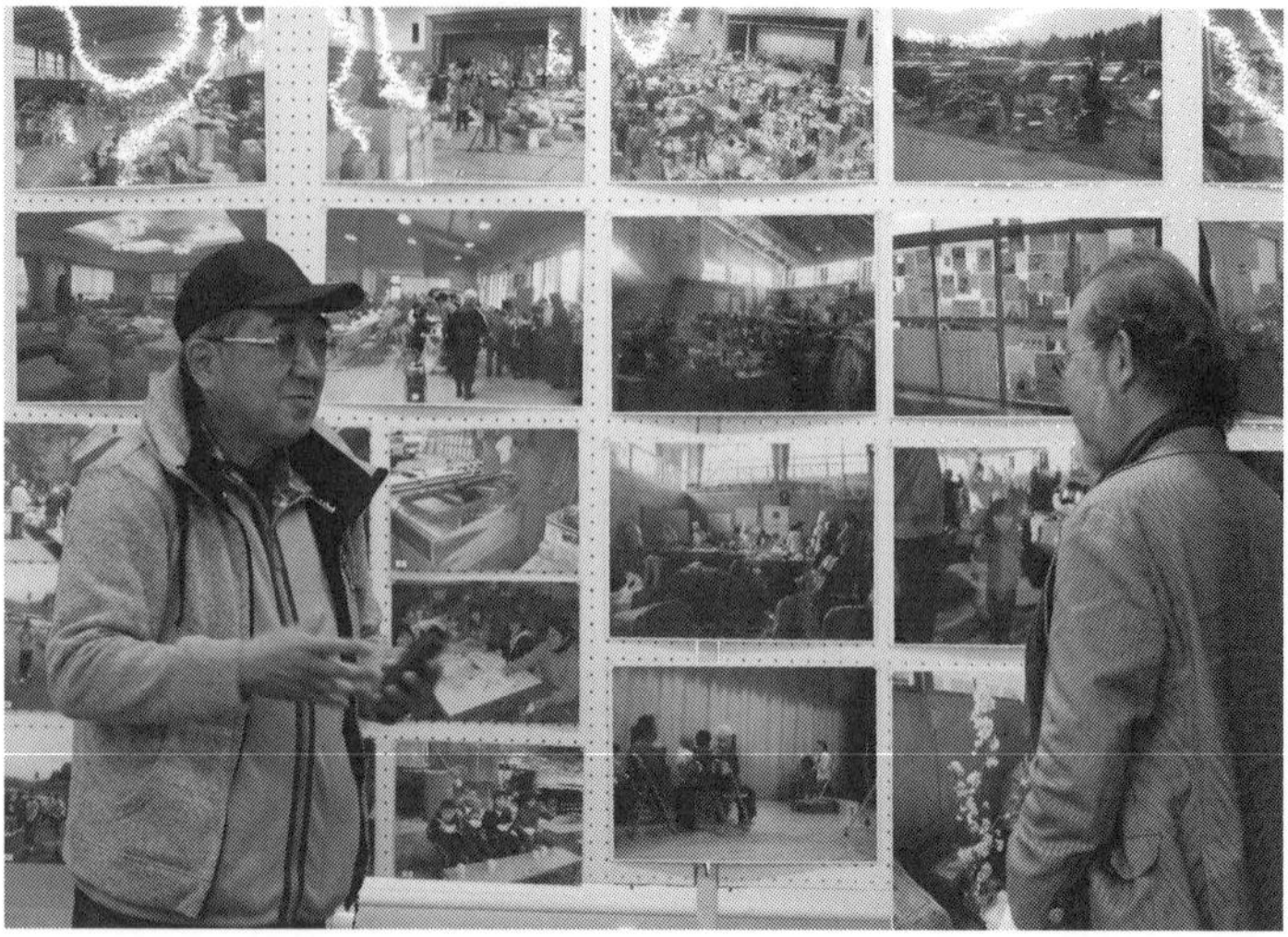

釘子明さん（左）との語らい

から逃げて！』と言う女性の声が聞こえました。気仙川を見ると、確かに真っ黒な津波が来ていました。瓦礫《がれき》の壁が電信柱をバタバタと倒しながらこっちに迫ってきていたんです」

　釘子さんもすぐに公民館の避難者たちに向かって「逃げろ！」と叫んだ。そして、一〇〇人程度の避難者と一緒に中学校に向かって坂を駆け上がった。

「避難してきたつもりが一転、ここから逃げなければ死ぬという状況です。母親なんかは足が弱かったんですが、とにかく無理やりでしたね。ギリギリでなんとか全員が逃げ延びたという感じでした」

　釘子さんの〝世話好き〟は、避難所生活でも最大限に発揮される。長年のホテル勤務で築いた地元企業や市役所の人々との顔の見える関係も活きた。

避難生活初日のうちに、避難所となった体育館を六つの区画に分け、もともと住んでいた地域ごとに人々を振り分けた。そして、避難者名簿の作成にも着手。被災翌日には、九〇〇人近い人の名前が名簿に書き込まれた。

さらには、三月十二日時点で、物品部門や水部門、医療部門、事務部門、施設管理部門など、専門職の人をリーダーにして、避難所を自治するための組織をつくった。そしてその後も避難所の運営に業務責任者として携わった。

そうした経験がきっかけとなり、二〇一三年から語り部の活動を始め、その後も震災の風化を防ぐために尽力している。

「語り部をやると決めた時、母親からは『ホテルに戻ってくれ』と泣かれました。不安定な生活ですからね。いまもギリギリの生活ですが、何とか食べていけるならそれで十分。とにかく、若い人たちに語り継ぎたいという思いで続けています」

津波による被害をはじめ、その後の避難生活のなかで多くの「死」を見てきた釘子さん。僕は彼に「死に関して、何か考え方が変わったことはある？」と尋ねてみた。

「いついかなる時に死ぬかわかりませんからね。できることをいまのうちに一生懸命にしなくちゃなとは思います」

釘子さんは、二〇一四年に全国の学生たち約一七〇〇人の前で講演をしたことがあるという。学生たちのなかには、その後、募金活動をした人やボランティアをする人、さらには防災士の資格を取った人もいるそうだ。釘子さんの語り部としての活動が種《たね》蒔《ま》きとなり、徐々に花が咲き始めているのだ。

「その講演の時に、みんなの前で少なくとも一〇年は語り部活動をやると約束したんです。語り部を始めたのが二〇一三年なので二〇二三年まで。私は昭和三十三年生まれなので、二〇二三年には六十五歳になります。人には天命みたいなものがあるんだろうなと、最近は思うようになりましたね」

同級生からは、しばしば「変わってるよね」と言われるそうだ。確かに、ホテル業に戻らずに語り部をするなんて普通じゃないのかもしれない。

しかし、この筋金入りの〝世話好き〟に助けられた人は、決して少なくないのではないだろうか。

穏やかな親父が怒鳴った

陸前高田市の人気そば店「やぶ屋」の店主・及《おい》川《かわ》雄一さんにも話を聞いた。

及川さんは、先代の父・信《のぶ》雄《お》さんを津波で亡くし、同時に店と自宅を失った。店は家族経営。震災前は両親と及川さんの三人で厨房《ちゅうぼう》を切り盛りしていた。

「震災前はそこまで一生懸命に仕事に打ち込んでなかったんです。震災当時、七十歳だった父からは『そろそろ継いでけろ』ってことは言われてたんですけど、この地で長く続いてきた店だったので荷が重かったんですよね」

調理器具はもちろん、レシピが書かれたノートもすべて流されてしまった。それでも、震災の年の夏には店の再建に動き出した。そして、二〇一二年四月に市内のプレハブ店舗で営業を再開。二〇一七年秋にはかさ上げ工事が済んだ新商業地区に店を構えた。

「少しだけメモしておいたレシピをもとに店を再開したんですが、どうも味が違うんです。母や常連さんに意見を聞きながら再現しようとはするんですが、実際に比べられないのでね……。試行錯誤を繰り返しながらいまの味に辿《たど》り着《つ》きました」

それでも、代替わりをした「やぶ屋」は、もはや震災前をしのぐ大《だい》繁盛《はんじょう》店になっている。きっと先代も喜んでいるはずだ。

復興度について尋ねると、市民交流プラザの女性たちと同じように、及川さんも「半分くらいかな」と言う。一七年に店の再開にはこぎ着けた。あとは自宅の再建。だから半分だというのだ。

及川さんには、震災当時四歳だった娘と三歳だった息子がいる。亡くなった信雄さんは孫たちをとても可愛《かわい》がり、子ども二人もお祖父《じい》ちゃんのことが大好きだった。いつもそば屋の白衣姿のまま、孫たちを背負って近所を散歩していた。

震災や父親のことを忘れないでほしい。そんな思いから、子どもたちにはいまも事あるごとに震災や父親の話をするという。

「地震の直後、私たち夫婦は保育所から子ども二人を自宅に連れて帰ってきました。すると、普段は穏やかな父がすごい剣幕で『津波くるがら、はやぐ逃げろ！』と怒鳴るんです。本当に怒鳴るもんだから、とりあえず車に乗り込みました。

その瞬間、後方から真っ黒な瓦礫の山が道路を滑ってくるのが見えました。まだ外に父が立っているのが見えたんですが、私はとっさにアクセルを踏み込んだんです。まさに間一髪でした。あの時親父が怒鳴らなかったら、私たちはその直後に流されてしまう自宅に上がり込んでたと思います」

自分のことはさておき、まずは大切な息子家族を避難させる。親父というのはすごい。しかし、どうして自分は逃げなかったのだろう。

実は、信雄さんは町内会の副会長をやっていた。きっと、地域の人々に避難を呼びかけようとしていたんだろうと、及川さんは振り返る。

避難所生活は一週間。及川さんは消防団活動に従事し、瓦礫のなかから自衛隊が見つけ出した遺体を安置所にひたすら運び続けた。

「昨日まで普通に会話していた私よりも若い近所の人たちが、安置所の床に静かに横たわっているんです。損壊した建物のなかで、息をしていない友だちを見つけたこともありました。親父の一言がなければ、自分もこうなっていたのかって」

　携帯の電話帳を見ると約二割の方が亡くなっていた。震災前は「死」は漠然と遠くて怖いものだったが、震災後はやるべきことさえやれば、いつ死んでもいいと思うようになったそうだ。

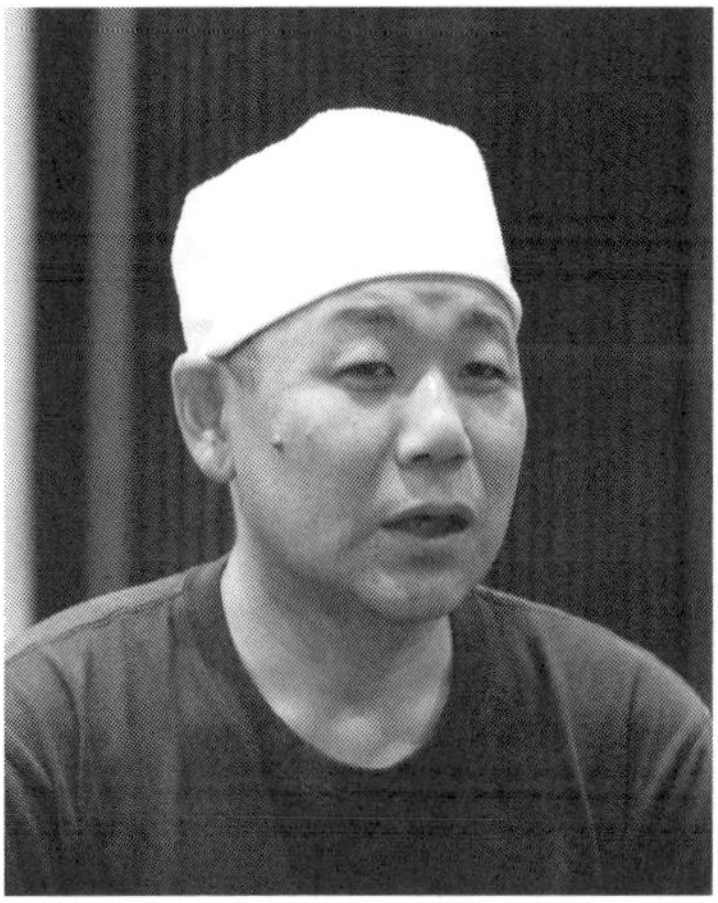

及川雄一さん

「実は、うちの家系はみんな長生きなんですよ。私は一家のなかで一番不《ふ》摂《せっ》生《せい》だから、そうは長く生きないとは思うんですけどね」

　僕が「子どもたちが大人になるまでは、まだまだ頑張らなくちゃ。忙しすぎて身体壊しちゃいけないよ」と声をかけると、彼はすぐさま「そうですね。でも私、そこそこ怠け者なので」と頬を緩ませた。

〝もとの地面〟に対する思い

及川さんの話を聞いた後、夫妻で和食店「味《あじ》彩《さい》」を営む阿部《あべ》裕美《ひろみ》さんのもとを訪ねた。

「味彩」の創業は一九九六年。震災の前月に開店から丸一五年を迎えていた。

ところが、津波は店を跡形もなく流してしまう。それだけではない。阿部さんは最愛の両親も失ってしまった。父親は六十五歳、母親は六十一歳だった。

「ちょうど長女の大学進学が重なったこともあり、主人はすぐに内陸部に働きに出ました。一方で、私は両親が行方不明だったので、この地に残って兄弟と一緒に遺体安置所をまわる日々でした。

最終的に震災から二カ月経った五月中旬に、ＤＮＡ鑑定によって両親が見つかったんです。待っている身としては、とてつもなく長い二カ月間でしたが、周囲と比べれば早い方でしたね」

安置所では「見つかった？」と言うのが知り合いとの挨拶だったという。遺品も何もかも流されてしまった人々にとって、遺骨だけでも見つかった阿部さんには、周囲から「良かったね」と声がかけられた。

「確かに、遺骨だけでも見つかって良かったと思います。ただ、いま思えば不思議な会話ですよね。だけど、当時はそんな言葉があたりまえのように飛び交っていたんです」

娘が大学に進学し、いよいよこれから親孝行をしようと思っていた矢先のことだった。娘の晴れ着姿も、結婚した時の花嫁姿も両親に見せたかった。

「ある時、娘からこんなメールが来たんです。『私がお化粧した姿を見たら、お祖母《ばあ》ちゃん何て言ったかなって考えたら涙が出てきた』と。私たちは店があったので、娘のことは母に面倒を見てもらってたので」

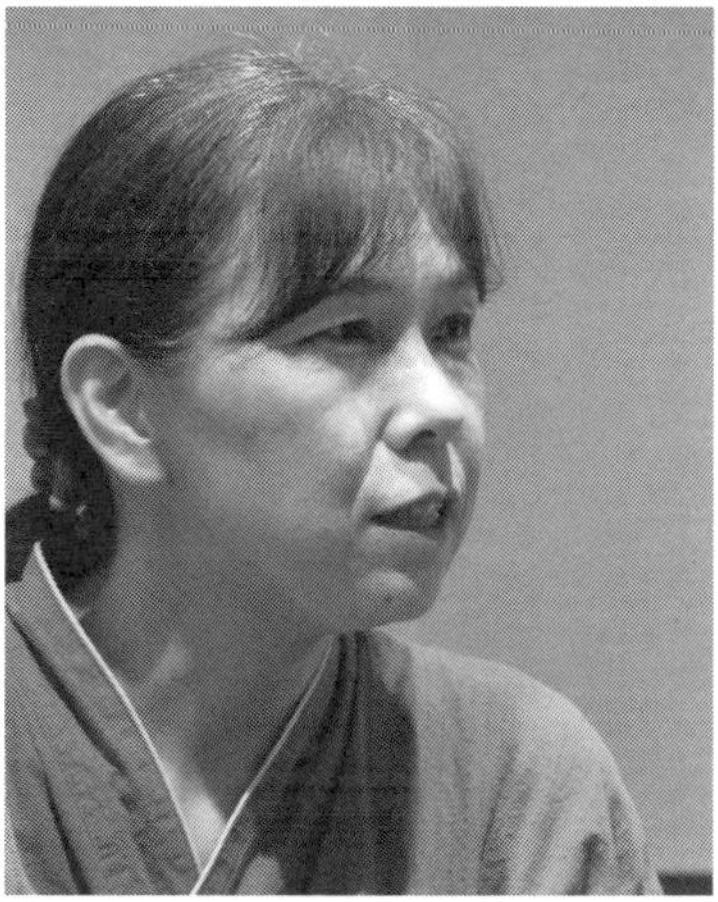

阿部裕美さん

震災後、夫・昌浩《まさひろ》さんは内陸で小さな店を四年ほど営業した。その間、阿部さんは災害FMのパーソナリティーを務めたり、市民交流プラザで働いたりしてきた。

他方、街はといえば、復興が進むにつれて、かさ上げ工事によって盛り土に覆われていった。

「最初は、かさ上げ地の地面が嫌でした。たくさんの方が亡くなられた場所に一〇メートルの土を被せて新しい街をつくる。そこで生活し、そこで生きていくというのが、なんとなく亡くなられた方々や以前の街を踏みつけるような気がして、納得できなかったんです。だから、ずっとモヤモヤしてました。

ただ、友だちといろんなことを話し合っているうちに、『だったら、震災前の話、〝もとの地面〟の話をすればいい』と思うようになったんです。それで、二〇一六年に『陸前高田昔がたりの会』を結成したんです」

同会では、ゲストのお年寄りに昭和時代の生活や風習を振り返ってもらうトークイベントを開催。阿部さん自身が聞き手を務めた。

会場はいつも大盛況で、参加者からは「もっとやって」「次はいつ？」と声をかけられた。そして、二〇一七年にはゲストの話を文字に起こしてまとめた冊子『こころのたからもの』を販売するまでになった。

「やっぱりみんな〝もとの地面〟に対する思いが強いんです。すべての参加者が懐《なつ》かしがってくれて、笑い合ってくれて、『本当に楽しかった』って言ってくれるんです」

冊子が完成した二〇一七年の暮れ、阿部さん夫妻は六年九カ月ぶりに「味彩」を再開した。そしていまでは「やぶ屋」と同様に、この地の繁盛店となっている。

「新しい店の前を車で走ると、父も母も、この道、この風景を知らないんだなって思う時があります」

こうやって繰り返し思い出し、偲《しの》び、語ることによって、唐突で不条理な「死」を中和し、乗り越えようとしているように思えた。

阿部さんが生まれた時、母親はまだ十八歳だった。その分、幼いころはよく叱られたが、大人になってからは歳の離れた姉妹のように接してきたという。

「亡くなった時は、何もいっぺんに二人で逝かなくてもよかったのに、なんて思いました。ただ、いまは私が逝った時には『よく頑張ったね』って褒めてほしいですね」

大丈夫。きっと褒めてもらえる。僕はそう思う。

被災地の〝幽霊〟が教えてくれたこと

関西学院大学の金菱清《かねびしきよし》教授は、東日本大震災を機に、死者と生者をつなぐ「霊性《れいせい》」について研究している社会学者だ。

震災以降、たくさんの本を出版してきた金菱教授だが、とりわけ世間の注目を集めたのは二〇一六年に刊行された『呼び覚まされる霊性の震災学』（新曜社）だった。

この本のなかで、金菱ゼミナールの女子学生が、津波被災地での次のような不思議な現象を報告している。

宮城県石巻《いしのまき》市のとあるタクシードライバーは、いつもどおりお客さんを乗せ、メーターを倒して走り出す。何ら普段と変わらない乗務。走行中にお客さんと会話もした。これもいつもどおり。

しかし、気がついた時には後部座席には誰もいなかった。

震災以後、特定の被災地ではこうした幽霊現象を経験した人が少なくないそうだ。

そんな幽霊たちを、被災地の人たちはどのように受け止めているのだろうか。また、それを研究する金菱教授は、生死についてどんなふうに考えているのだろうか。

金菱教授はもともと、関西で伊丹《いたみ》空港の不法占拠や、在日コリアンなど、弱者生活圏に関する研究を行っていた。

その後、二〇〇五年から二〇二〇年三月まで東北学院大学に着任することになり、宮城県に移住。当初は、岩手県遠野《とおの》市の民俗芸能などを研究していたそうだ。そして、二〇一一年三月十一日に東日本大震災を経験する。

金菱教授はすぐに「震災の記録プロジェクト」を立ち上げた。そこで被災者が自らの思いを綴った手記を集め、二〇一二年二月に『3・11 慟哭《どうこく》の記録――71人が体感した大津波・原発・巨大地震』（同）が出版された。

以来、毎年のように震災に関する本を出版している金菱教授だが、「霊性」に関心が向くようになったきっかけは何だったのだろうか。

「当初は、死生観には特に関心がなかったんです。ただ、『慟哭の記録』で手記を書いてくださった方々に、できあがった本を差し上げると、ものすごく大切にされる。遺影の隣に飾られたり、抱きしめたりと、明らかに通常の本の扱われ方とは違うんです。

その時から、亡くなったらそこで終わりなのではなく、そこにはきっと〝何か〟があるんだろうと考えるようになりました。そして、しだいにその〝何か〟は〝霊性〟という言葉でしか表せないと思うようになったんです」

金菱教授は、霊性という言葉には、先述の幽霊はもちろん、眠っている時に見る夢も含まれるという。被災者のなかには、亡くなってしまった大切な人が夢に出てくるという人も少なくないのだ。

「例えば、能楽の世界では幽霊と生者、夢と現実が一緒くたになっています。時間軸も過去↓現在↓未来という一方向的ではありません。そこが霊性を理解するためのスタート地点のような気がしています。

私たちは〝復興〟という言葉によって、死者を過去に囲い込んでしまいがちです。ところが、幽霊や夢は明らかに現在に侵入してきている。その時間軸のズレを考えないといけないように思っています」

このことについて、金菱教授は著書のなかで「二重の時間」という言葉を使っている。

五歳の娘を津波で亡くしたお母さんがいる。彼女は毎年、娘に手紙を書いてきた。しかし、しだいに手紙が書けなくなってしまう。

「生きていれば中学生になっている娘に対して、平仮名で手紙を書けば良いのか、それとも漢字で書くべきなのかがわからないと言うんです。それだけ月日が流れると、いまの娘がどんなことに関心を持っているかもわからないと。

私たちは、時間が経てば心の復興も進むと考えがちですが、実際には時間が経てば経つほど、当事者はどんどん開いていく〝二重の時間〟の差を実感しているのです」

怖くはない温かい幽霊

悲嘆に暮れる遺族に対して、「早く忘れなさい」と励ます人がいるが、僕はむしろ「忘れなくていいよ」と声をかける。その方が、時間はかかるかもしれないけれど、遺族は立ち直りやすいように思うからだ。この僕の考えには、金菱教授も同意してくれた。

「ある遺族の方は、周囲から『悲しみを乗り越えて』と言われることが多いそうです。しかし、ご本人は納得していません。悲しみは故人を愛していたことの裏返しであって、どうしてそれを乗り越えなければならないのかと」

その上で、先述の『慟哭の記録』では、「手記を書いたら楽になった」と言う人がいたそうだ。

「話すのと違って、書けば何度も見返すので、自分の言葉を客観的に捉えるんです。そうすると、例えば大切な人が亡くなったことを受け入れられていない人が、自ら〝亡くなった〟

という言葉を用いるようになる。それが結果的に『死』の受容につながったりするんです。自分で自分を納得させるので、納得の度合いも大きいように思います」

同じ文章でも、自分自身で手記を書くのと、故人に対して手紙を綴るのとでは、心持ちが違ってくるという。金菱教授いわく、自分には嘘《うそ》をつけるが、故人に対しては正直にならざるを得ない。その分、手紙の方が書いていてつらいと感じる人が多いそうだ。

「僕は普段、被災者の方にインタビューをして、それをまとめるという手法で仕事をしているのですが、故人に対する手紙を読ませていただいて初めて、インタビューの暴力性に気がつきました。結局は、自分が聞きたいことだけを聞いているんです。それに気づかされるくらい、手紙は正直なんです。

きっと、手紙を書く人々にとっては、目には見えない故人が、いつもすぐそばに存在しているんだと思います。その感覚は、もはや理屈を超えているんです。

夢も同じだと思います。ある人は、故人と夢のなかで触れ合った感覚やにおいを明確に覚えている。そこまでいくと、現実と夢の何が違うのかを分け隔てることができなくなります」

先にも述べたが、僕は医師だから、科学的な立場から物事を考える癖がついている。その見地から言えば、現実と夢は異なるものだし、幽霊を信じることはできない。

しかし、何度も繰り返してきたように、「生」と「死」の間には、何かクッションのようなものがあるような気がしている。実際に存在するかどうかは別として、それがあると信じている人の方が、救われている気がするのだ。

金菱教授の話を聞いていると、もしかすると僕がクッションと呼んでいるものは、彼が取り上げる幽霊や夢に通じているのかもしれないと思うようになった。

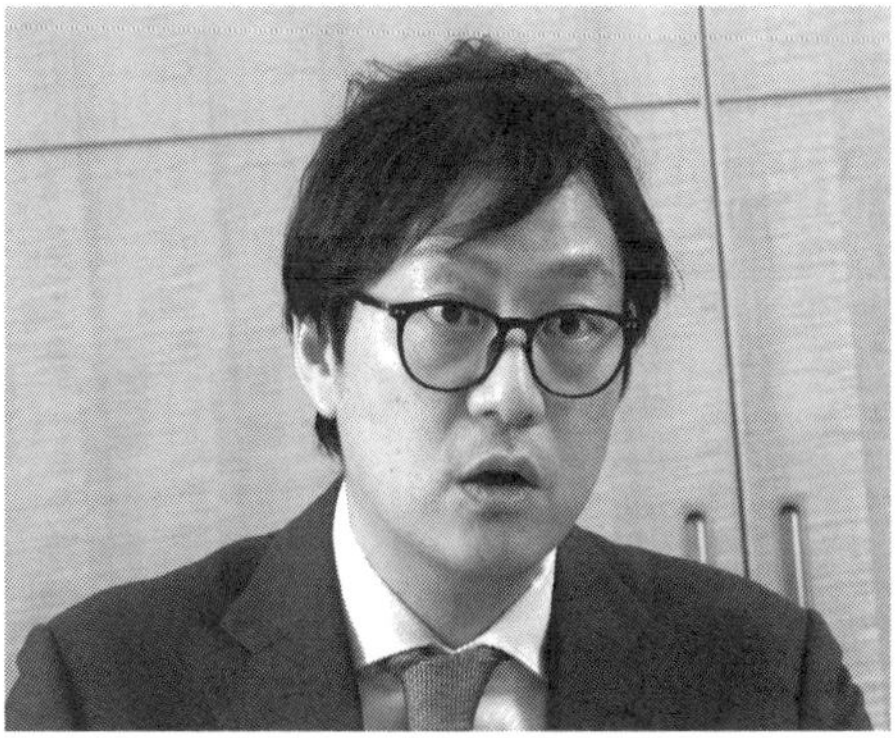

金菱清教授

津波で亡くなったのであろう幽霊を乗せたタクシードライバーは、取り立てて恐怖心を抱いていないという。むしろ、次もまた乗せてあげたいと考えているのだ。

そして、幽霊を乗せた経験を大切なものとして捉え、不用意に他人に話さないようにしているそうだ。

「そこがポイントなんです。幽霊って、一般的には恐れたり、気味悪がったりといったイメージだと思います。そうした背景があるからこそ、幽霊を取り上げる際には、たとえば宗教だとすぐに供養をして彼岸に送るという発想になる。

しかし、タクシードライバーは恐れてもいないし、気味悪がってもいない。むしろ、まるで幽霊の気持ちがわかるかのように、温かく迎え入れているんです。この〝温かい幽霊〟にこそ、被災地における死生観の奥深さがあるような気がしています」

幽霊や夢といったクッションがあるからこそ、遺された人々には故人に対して「さようなら」や「ありがとう」を言うチャンスがあるのかもしれない。

ちなみに、金菱教授は幽霊について、こんなことも教えてくれた。

「能楽と歌舞伎では、幽霊のイメージがまったく異なるんです。歌舞伎の幽霊は、四谷《よつや》怪談のお岩さんや、色彩間苅《いろもようちょっとかり》豆《まめ》などの累物《かさねもの》に代表されるように呪い系です。これは大衆受けします。その一方で、能楽の幽霊はブツブツつぶやいているだけで、全然怖くありません。

それはなぜかと思って調べてみると、能楽のパトロンが武士だったからなんだそうです。武士は人を殺《あや》めるので、呪われたら困る。だから作者がパトロン向けに怖くない幽霊を採用したそうなんです」

緩やかな死を納得できるか

金菱教授は、二〇二〇年三月に『震災と行方不明―曖昧な喪失と受容の物語』（新曜社）を出版した。

この本では、大切な誰かが未《いま》だに行方不明のままの人々の、どうしようもできない悲痛な思いに迫っている。

「行方不明の場合、遺体がないために、どこからが『死』なのかという定点を見出せません。なので、死亡届をいつ出せば良いのか、葬式はいつ挙げれば良いのかといった問題が生じます。

私たちの社会における一般的な葬式は、基本的には遺体の腐敗が始まる前に行われます。しかし、行方不明の場合には、そうした指標がまったくない。いつ葬式をやるかは、遺された人がゼロから考えなければならないのです。その時に決め手になるのは、自分自身が納得しているかどうかだけなのです。

大切な人が行方不明のままの人々は、『死』の定点が定まっていないために、いわば〝緩やかな死〟を経験せざるを得ないのです」

震災以降、僕は被災地に足《あし》繁《しげ》く通《かよ》ってきた。被災者の方々と触れ合ってきた経験からすると、九年という歳月をもってしても〝緩やかな死〟について納得できている人は少ない気がしている。

いったいどれくらいの月日が流れれば、当事者たちは納得することができるのだろうか。

「当事者の方々は、それぞれに納得するための工夫をされています。ただ、いつ納得するかはあくまでご自身が決めることなんです。

たとえば、パソコンのデスクトップには個性が表れます。いつも整理されている人もいれば、必要のないデータがたくさん並んでいる人もいる。不要なものをゴミ箱に、必要なものを何かしらのフォルダに移すタイミングというのは、人それぞれです。他人からとやかく言われる筋合いはありません。

〝緩やかな死〟をいつ納得するのかについても、それと同じだと思っています。三年で納得できる人もいれば、二〇年、三〇年と経っても納得できない人もいる。それで当たり前なんです」

金菱教授によると、同じ津波被災地でも幽霊が出る地域と、出ない地域があるのだという。同じ宮城県でも石巻市には出るが、気仙沼《けせんぬま》市の唐桑《からくわ》という地域には出ないそうだ。その違いは、いったいどこにあるのだろうか。

「石巻市以南にとって、東日本大震災による津波は、まさに一〇〇〇年ぶりの大災害でした。また、同市は、県内では仙台市に次ぐ都市と言われていますが、意外とムラ社会を残しているんです。幽霊現象というのは、人伝《ひとづて》に伝播《でんぱ》しやすいので、石巻市にムラ社会が残っていたことは、大きな要因だと思います。

他方、唐桑は三〇年に一度くらいの頻度で津波の被害に遭っている地域です。また、ここは昔から遠洋漁業が盛んな地域でした。

遠洋漁業ではしばしば船が座礁《ざしょう》し、行方不明者が出る。行方不明者が出た場合、普通は家族がその後の対応を担《にな》いますが、この地域は違うんです。

たとえば、船長などの漁業界で責任ある立場の人が『もう死んだことにしましょう』と判断する。それに対して、家族をはじめとした周囲も『ボスが言うんだから』と受け入れるのです。

つまり、唐桑には津波や海の事故によって人が亡くなったり、行方不明者が出たりした際に働く、社会的装置があるわけです。だから対処できる。そんな地域では幽霊は出ようがないんです」

どこからが「生」で、どこからが「死」か

金菱教授の個人的な死生観はどうなのだろうか。いわく、震災後にブータン王国を訪れた際に、それが揺らいだそうだ。

「仏教国であるブータンでは、輪廻《りんね》転生《てんしょう》の思想が人々のなかに根差しています。したがって、より善い転生をするために、いかにより善く生き、より善く死んでいけるかということに、人々は生涯を賭けている。彼らは、『死』を次の『生』へのリスタートと捉えているん

です。
そんなブータンの人々を目の当たりにすると、日本社会の生き死にが〝使い捨て〟のように見える。どのような死生観を持つかで、『生』の在り方はまったく異なってくるんだと実感しました」

その一方で、興味深い調査結果があると金菱教授は言う。

「東北学院大学の学生を対象に、心停止や脳死、火葬、納骨などの過程のなかで、どこからが『死』だと思うかというアンケートを実施しました。

調査を企画した時点では、心停止や脳死が圧倒的に多いだろうと予測していたのですが、蓋を開けてみると結果は意外なものだったんです。なんと、心停止や脳死と答えたのは、それぞれわずか七%ほど。それ以外の八五%以上が、火葬をされて初めて『死』を迎えると考えていたのです。これには驚きました。

つまり大半の学生が、呼吸が止まり、心臓が止まったら『生』が終わるとは考えていない。この結果は、幽霊や夢といった霊性を支えるものとつながっているだろうと私は考えています」

ちなみに、金菱教授は「いつから『生』が始まるか」といったアンケートも行ったそうだ。その結果は、男女で異なったという。多くの女性は受精卵が八週目を迎え、人の形が見えたところを「生」の始まりと考えているのに対して、ほとんどの男性は、赤ん坊が産《うぶ》声《ごえ》を上げた時に「生」が始まると考えていたのだ。

「ここからは、女性は精神的なつながりを重視している一方で、男性は社会的認知を基準に考えていることがわかります」

これもまた、「生」と「死」を考える上で、非常に興味深い話だと思った。

「生」と「死」は四つ目のつながり

僕が『がんばらない』という本を書いたのは、いまから二〇年前の二〇〇〇年のこと。その本には、人間が生きていく上で大切なつながりが三つあると書いた。すなわち、「人と人のつながり」「人と自然のつながり」、そして「心と身体のつながり」の三つだ。このうちのどれか一つでも絶たれた時に、人は生きづらさを感じる。当時はそう考えていた。

ところがいまでは、もう一つ大切なつながりがあると感じている。それは「生と死のつながり」だ。ここがつながっていないと、どうも生きづらいような気がする。しかし、現代の人々は「死」を忌《い》み嫌《きら》い、なるべく「生」から遠ざけてきた。

「東日本大震災の際、被災地以外の多くの日本人は、まったく遺体を目にしていません。震災に限らず、いまの日本は徹底的に『死』を排除することで、『生』を成り立たせている気がします。それはどこか異常な感じがしますね」

被災地の人々が見る幽霊や夢は、僕たちに「生」と「死」がつながっていることを教えてくれているのではないだろうか。「死」は怖くもなければ、忌み嫌うものでもないのだ。

近年、医療の分野を中心に使われていたＱＯＬ（Quality Of Life＝生活や人生の質）という言葉が、世間一般にも浸透するようになった。ただ命を長らえるのではなく、心身が満たされた豊《ゆた》かな人生を目指す、といった文脈でよく語られている。

ところが、最近の国際社会では、ＱＯＤ（Quality Of Death）という言葉が注目を集めている。つまり〝死の質〟だ。「死」の準備を整え、人生の総仕上げをすることの大切さが見直されている証左だろう。

日本はこのＱＯＤのランキングで一四位と、先進国のなかでも遅れている。僕は日本の順位を上げるために、「死」の質を豊かにしたいと思っている。

きちんと「死」に向き合えば、豊かな「死」を迎えることができる。

僕はそう信じている。

第4章

コロナ時代を生きるヒント

免疫の力

新型コロナウイルス感染症（ＣＯＶＩＤ－19）が世界中で広がっている。ほんの半年前に、いったい誰がいまの状況を予想しただろう。

感染症の歴史を紐《ひも》解《と》けば、第一波がある程度収束したとしても、第二波、第三波がやってくることも十分に考えられる。すべての人が日常の生活を取り戻すまでには、きっと長い時間がかかるはずだ。まだまだ先は見通せない。

今回は新型コロナ対策に欠かせない免《めん》疫《えき》学《がく》、その分野の第一人者である大阪大学免疫学フロンティア研究センターの宮《みや》坂《さか》昌《まさ》之《ゆき》招へい教授に話を伺った。緊急事態宣言が発令された四月七日、テレビ電話を使って、長野県から大阪の宮坂先生に遠《えん》隔《かく》インタビューを行った。

初めに伺ったのは、ＰＣＲ検査について。医療情報に詳しくない人も、連日の報道で耳にしているはずだ。諸《しょ》外《がい》国《こく》と比べ、日本がこのＰＣＲ検査を限定的に実《じっ》施《し》してきたことについては、当初から賛否両論《さんぴりょうろん》があった。臨床医《りんしょうい》の僕としては、医療崩壊《いりょうほうかい》を防《ふせ》ぐために、これといって治療のしようがない軽症患者《けいしょうかんじゃ》に診断をつけないための判断なのだろうと批判的に考えていた。しかし、宮坂先生はそうではないと言う。

「新型コロナウイルスは指定感染症に定《さだ》められているため、設備が整《ととの》った特定の施設でしか、検査ができないのです。しかし、日本では過去にＳＡＲＳ《サーズ》やＭＥＲＳ《マーズ》、鳥インフルエンザなどが流行しなかったこともあって、感染物質を扱《あつか》える施設が少なかったのです」

それにも関わらず、「心配な人にはすべからくＰＣＲ検査をするべきだ」という声が、医療関係者からも出始めた。

「それがまずかった。なぜかと言うと、そもそもＰＣＲ検査というのはスクリーニング検査ではなくて、いわば病理《びょうり》診断のようなものなんです。つまり、感染の疑いがある人を確認するための検査です。さらに偽《ぎ》陽《よう》性《せい》・偽陰《いん》性《せい》も多い。したがって、本来はインフルエンザの迅《じん》速《そく》診断キットのように使うわけにはいかないのです」

とはいえ、日本全体にどれくらい感染者が広がっているかを把握《はあく》するためにも、ＰＣＲ検査の数をもう少し増やした方が良いという意見もある。この意見について、宮坂先生はどう考えるのだろうか。

「すでに各都道府県で疑いのある人に対してはＰＣＲ検査を行っているので、感染者がどの程度広がっているかは概《おおむ》ねわかっています。その結果を見ると、大阪のような感染が拡大しつつある地域でも、検査を行った人の二〇％程度しか陽性にはなっていません。ダイヤモンドプリンセス号でも約二〇％です。たとえば、中国の武漢でも、約一一〇〇万人の人口のうち、感染者数は約八万人。不顕性感染を考慮して、実際の感染者はその一〇倍いると仮定しても、やはり人口の一〇％に満たないのです」

宮坂先生の指摘はよく理解できた。その上で、臨床医の僕にとっては、国はＰＣＲ検査が必要とされた時に、もう少しスムーズに行うべきだったと思う。なぜなら、これだけ軽い症状の陽性者がいると、ＰＣＲ検査をさせてもらえないために、院内感染を起こしてしまい、医療崩壊を招きかねないからだ。これはいまからでも改善してもらいたいと思う。

自然免疫で感染は防げる

三月初旬、ドイツのメルケル首相は、もしも治療法が見つからなければ、人口の六～七割が感染する可能性があるとの試算を記者会見で取り上げた。これについて、宮坂先生は「そんなことは絶対に起こり得ない」と断言《だんげん》する。

「人はワクチンを受けるか、感染症を罹患《りかん》するかで、その感染症に対する免疫を獲得《かくとく》します。ある集団で一定の人がこの免疫を獲得すると、その集団では感染が広がりません。この効果を集団免疫と言います。

集団の何割が免疫を獲得すれば感染が広がらないかは、感染症によって異《こと》なります。麻疹《はしか》やおたふく風邪《かぜ》は集団の九割が免疫を獲得する必要がありますが、インフルエンザは三〜四割で爆発的な拡大は防げるとされています。

これまでの感染症対策では、この集団免疫が最も重要とされていました。しかし、最近ではその考え方が少し変わりつつあるんです。そもそも、免疫には自然免疫と獲得免疫の二種類があります。ワクチンや感染症の罹患によって得られる免疫は、後者の獲得免疫です。他方、自然免疫というのは、私たちが生まれ持っている免疫のことです。

先述のとおり、これまでは獲得免疫による集団免疫が重要だと考えられてきましたが、いまでは、獲得免疫が働く前に、自然免疫がウイルスを追い出すことがわかってきたのです。しばしば『新型コロナは新しいウイルスだから、我々は免疫をまったく持っていない』と言われますが、それは獲得免疫に限った話です。

自然免疫がうまく機能する一定の人々は、集団免疫がなくともウイルスに感染しない。したがって、治療法が見つからなくとも、人口の六〜七割が感染するなんてことは絶対に起き得ないのです」

自然免疫の話を聞いて、思い当たることがあった。季節性インフルエンザの流行期に、同じ生活をしていても、感染する人としない人がいる。その違いも、もしかすると自然免疫によるのかもしれない。

　そうは言っても、やはり早くワクチンが開発されるに越したことはないはずだ。宮坂先生はそのことには同意してくれたものの、単純に早ければ早いほど良いとは言い切れないという。

「候補ワクチンは第一相から第三相まで、三段階の臨床試験を行う必要があります。第一相は一〇〇人程度、第二相は二〇〇〜三〇〇人程度の試験で済むのですが、問題は第三相です。一〇〇〇人単位で試験を行わなければならないのです。

　しかも、新型コロナはそもそも人口の一〇%程度しか感染しません。ワクチン接種の有無で多少の差が出たとしても、一〇%程度の感染率では、その試験を何度も繰り返さない限りは、統計的な有意差にはならないのです。

　ならば一〇〇〇人程度の試験を縮小すれば良いと思われるかもしれません。そうすれば開発が早まるじゃないかと。しかし、ワクチンには悲しい歴史があるんです。たとえば、一九六〇年代に急いで開発された小児の肺炎を引き起こすRSウイルスのワクチンは、かえって肺炎の罹患率を高めてしまい、死者まで出してしまいました。また、デング熱のワクチンでも同じようなことが起きています。

他方、麻疹やおたふく風邪のワクチンは、ともに二回以上接種すれば九九%は発症しません。こうした精度の高いワクチンは、一〇年以上かけて開発されているのです」

実は、ワクチンの開発を待たずに終息《しゅうそく》した感染症がある。それは、二〇〇二年から〇三年にかけて中国本土や香港、カナダで流行したＳＡＲＳだ。ＳＡＲＳは、いわば突然終息したのだ。それはなぜなのだろうか。

「これはあくまで推測《すいそく》ですが、最大の理由は致死率《ちしりつ》が高かったことだと思っています。致死率が高ければ、感染者の多くは亡くなってしまいますし、感染していない人はソーシャル・ディスタンシング（社会的距離）の対策を厳格《げんかく》に行います。加えて、一定の人々は自然免疫が機能する。それらが複合的に作用《さよう》してウイルスが消えてしまったのではないでしょうか。

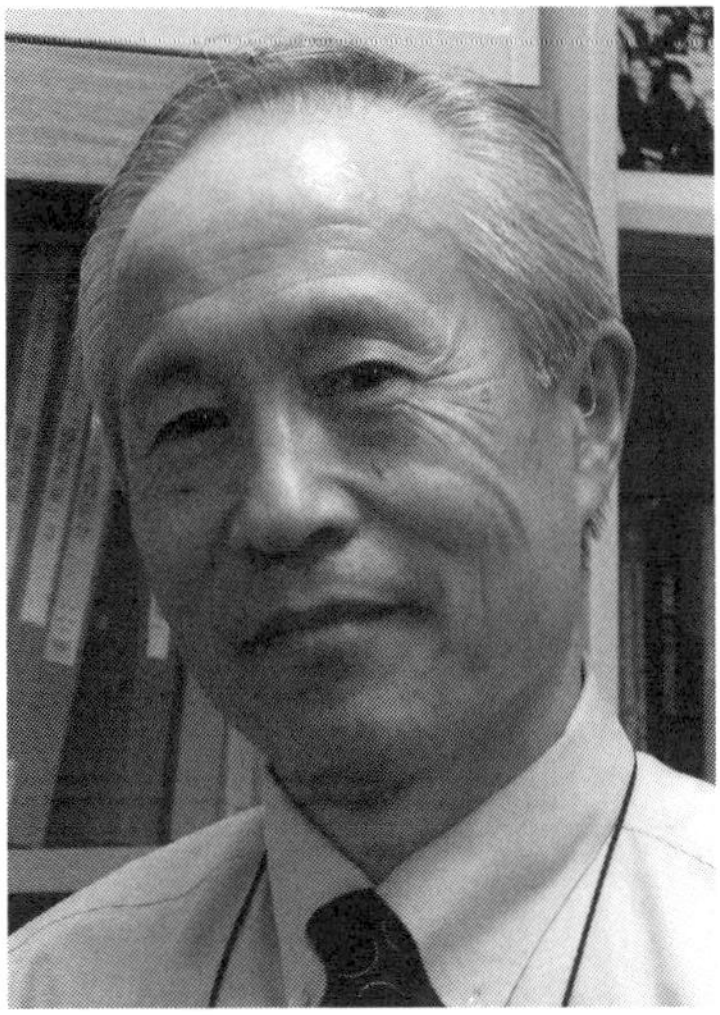

大阪大学免疫学フロンティア研究センターの
宮坂昌之招へい教授

　ソーシャル・ディスタンシングの有効性を示すデータがあります。それは基本再生産数というもので、一人の人が何人に感染させるかを表した数値です。これはウイルスの感染力の強さを表しており、麻疹が一二〜一八人、おたふく風邪は四〜七人、インフルエンザで二・五人程度です。この数値はソーシャル・ディスタンシングの対策を厳格に行えば急激に小さくなり、一人を下回ると感染は収束に向かうのです」

宮坂先生によると、インタビューを行った時点では、北海道における新型コロナの基本再生産数は一人を切っているとのこと。鈴木直道《なおみち》知事が早めに自粛《じしゅく》を呼びかけたことが奏功したのだ。先生も、北海道の対応は大正解だったと評価していた。

そう考えると、やはり政府はもう少し早く緊急事態宣言を出すべきだったと個人的には思うが、発令したこと自体は評価したい。感染症対策にとって、人との接触を総体として八割減らすソーシャル・ディスタンシングはとても重要なのだ。

ウイルス一個では感染しない

すでに多くの人が感じているように、新型コロナとの闘いは、同時にデマとの戦いでもある。宮坂先生は、デマに踊《おど》らされないためは何よりも正しい知識とリテラシーを身につけることが大切だという。

「先述の自然免疫の考え方を前提《ぜんてい》にすれば、大事なことはウイルスを大量に浴《あ》びないことです。少量であれば、自然免疫で追い出せるのです。大量に浴びないためには、やはりソーシャル・ディスタンシングです。専門家の間では、新型コロナは一〇〇万個ほど体内に入らないと感染は起こらないと言われています。一個はもちろん、一〇〇個や一〇〇〇個、一〇万個入っても基本的には感染しないのです。正しい知識を持ち、自分の頭で考える。つまり、リテラシーを身につける。多くの人がそうなれば、デマは拡散されなくなるはずです」

これには僕も膝《ひざ》を打った。少量でも体内に入れば感染するものと思われがちだが、決してそんなことはないのだ。あくまで量の問題であり、だからこそソーシャル・ディスタンシングが大切なのだと。

リテラシーに関しては、ＢＣＧが新型コロナに有効だとする説も話題に挙《あ》がった。そもそもＢＣＧは、乳幼児の結核《けっかく》を防《ふせ》ぐためのワクチンだ。その真偽《しんぎ》はどうなのだろう。

「有効性については、すでに日本ワクチン学会が次のような声明《せいめい》を出しています。『科学的に確認されたものではなく、現時点では否定《ひてい》も肯定《こうてい》も、もちろん推奨《すいしょう》もされない』と。ただし、日本以外の諸外国を見ても、接種の有無と死亡率には明らかな相関《そうかん》関係が見られる。したがって、私個人としてはＢＣＧが新型コロナの抑制効果を持っている可能性は十分にあると考えています。

しかし、だからといって安易な大人の接種は決して推奨されません。ＢＣＧは限られた医療資源なのです。乳幼児のためにしか生産されていませんし、急に増産することはできない。

そこで私は、ＢＣＧに代わる免疫増強物質を探すのが良いと考えています。多くの既存のワクチンには、アジュバントという免疫増強物質が入っており、それが何種類かあります。もしかすると、これらの物質が有効かもしれません」

宮坂先生によると、実際にその有効性を示すデータがあるという。肺炎が起こりやすいある老人ホームでＢＣＧを接種すると、肺炎の頻度が下がったそうだ。それだけではない。インフルエンザワクチンでも同じ効果が見られたという。

「つまり、自然免疫を前もって揺さぶることで、ウイルスに感染しにくくなる可能性があるんです。新型コロナでは、子どもの感染率が低い。私はこう仮定しています。子どもたちは、多くのワクチンを接種します。それによって自然免疫が揺さぶられて、新型コロナにも感染しにくいのではないかと。さらに、お年寄りの場合も、国内の他の世代に比べれば重症化率が高いものの、諸外国の同世代に比べれば低い。それは肺炎球菌やインフルエンザのワクチンを、しっかりと接種している人が多いからではないかと推測しています」

少し話が逸《そ》れるが、世の中にはワクチン嫌いのお母さんたちがいる。科学的には証明されていない副反応を過剰に恐れ、自分の子どもにワクチンを接種させないのだ。地域に一人や二人、そういう人がいることは仕方ないのかもしれないが、地域の三割や四割がワクチンを嫌い始めると、集団免疫の観点からも大変なことになってしまう。

宮坂先生が言うように、既存のワクチンに自然免疫を覚醒させる効果があるとすれば、ワクチン嫌いのお母さんたちも考えを改めてくれるかもしれない。先生は『免疫力を強くする』（講談社）という本を執筆されている。この本を書かれた理由は、まさにワクチン嫌いのお母さんたちに、正しい知識を身につけて欲しいからだそうだ。

インフルエンザワクチンのなかに含まれるアジュバントが、新型コロナウイルスと闘う自然免疫力に微力だとしても関係しているとすれば、ますますこれから数年間の冬、インフルエンザワクチンを接種することは大事なことかもしれない。ちなみに僕自身は毎年インフルエンザワクチンを接種するようにしている。もちろん今年の冬もやるつもりだ。

落ち着いて冷静に闘う

自然免疫を強くする方法は、ワクチン接種の他にもあるのだろうか。宮坂先生は、何よりも体内時計を狂《くる》わせないことが大切だという。

「体内時計というのは、免疫を直接支配しています。さらに、食欲や睡眠などの活動も支配している。したがって、体内時計がうまく働くと、食欲は増し、よく眠れるんです。

では、体内時計を正しく動かすためには何をすれば良いか。それは規則正しい生活です。朝早く起きて、朝日を浴《あ》びながら歩く。あるいは軽度の運動をする。そうすることで、体内時計の刻《きざ》み方を円滑化《えんかつか》させることができます。さらに体内時計をうまく動かすためには、血液やリンパの流れを良くするために体温を上げることが大切です。軽い運動はもちろん、湯《ゆ》船《ぶね》に浸《つ》かることも有効です。

また、それらをした上で、繊維分《せんいぶん》や発酵《はっこう》食品を摂取《せっしゅ》すると、腸管《ちょうかん》が刺激されてなお良いでしょう。ただし、食べ物だけでは免疫は強くなりませんので、あくまで体内時計を狂わせないことが基本です」

宮坂先生は、先述の『免疫力を強くする』のなかで、慢性炎症《まんせいえんしょう》についても言及している。慢性炎症とは、その名のとおり、炎症という免疫反応が慢性的に続く状態のこと。最近の研究でがんや糖尿病、認知症、動脈硬化《どうみゃくこうか》など、さまざまな生活習慣病のもとになることがわかっている。宮坂先生によると、この慢性炎症を防ぐためには、免疫力が高ければ高いほど良いわけではないそうだ。

「実は、免疫力にはアクセルとブレーキの二種類の力があるんです。『免疫力を強くする』というと、多くの人はアクセルをイメージするはずです。しかし、アクセルばかりが強くなると、過剰《かじょう》な免疫が働き、炎症が酷《ひど》くなります。高齢者であれば慢性炎症が悪化して、認知症が進む可能性もある。大切なのは、アクセルとブレーキのバランスなのです。外から入ってくる病原体にはうまく反応しながら、内因性《ないいんせい》の疾患《しっかん》には反応しすぎない。そんなバランスの取れた免疫力を強める必要があります。

　では、どうすればバランスの取れた免疫力になるのか。先に述べたとおり、体内時計を狂わせないよう規則正しい生活を送り、体温を上げるために運動や入浴をすることです。

　実はある研究によって、ＢＣＧを接種した人は、花粉症が軽くなることがわかっています。これによって、ＢＣＧには免疫力のバランスを調整する働きがある可能性が示されました。もしもこの先、ＢＣＧに代わるものを実用化することができれば、日本社会が抱える健康寿命の延伸という課題にとっても、明るいニュースになるはずです」

　最後に、新型コロナに関して気になっていることを伺った。僕個人としては、日本もすでに抗体による疫学調査を、もっと積極的に行うべき時期に来ていると思う。しかし、宮坂先生からすれば、現状の抗体測定キットの精度では、期待されている疫学調査にはならないそうだ。

　ワクチンにしろ、疫学調査のための抗体測定キットにしろ、まだまだ開発までには時間がかかる。しかし、自然免疫が機能する限り、時間はかかったとしても、人類は必ず新型コロナに打ち勝てる。宮坂先生の話を伺って、そのことがはっきりとした。いまは何よりも、チャレンジングなことをしなくとも、気持ちを落ち着かせて、冷静に対処していくことが大切なのだろう。

ソーシャル・ディスタンシングによって人と人が離れるからこそ、ＳＮＳや電話、あるいは手紙などを活用して、つながることの大切さを感じている人が少なくないはずだ。

新型コロナとの闘いに勝った後、僕たちはコロナ以前の日本に戻ってはいけない。そのためには、まずは一人ひとりがこれを機に生き方を変えるべきだと思う。そうすれば社会も変わる。そして、日本も世界も変わっていくはずだ。

僕は希望・日本を信じている。

（初出　月刊「潮」二〇二〇年六月号）

自己決定する「ニューノーマル」が始まった

ある時、僕の内科外来に八十五歳の男性が、紹介状を携えて、家族とともにやって来た。彼は悪性リンパ腫で、主治医から抗がん剤治療を提案されており、セカンドオピニオンを求めて僕のところにやって来たのだ。診察室には男性と息子さんと僕の三人だけ。孫をはじめ、その他の家族は外で待機してもらった。

男性は、自分の病気のことをきちんと理解していた。その上で、はっきりと「痛いことはもう嫌だ」と言う。僕は、男性に「『死』は怖くないですか？」と尋ねた。すると男性は「もう十分に生きました」と答えた。いわく、男性はこの診察の前に、家族と一緒に諏訪《すわ》中央病院近くの温泉旅館に泊まり、おいしい料理とお酒を楽しんだそうだ。男性は「今回の旅行みたいに、もうしばらく楽しい時間を過ごせれば、それで良いんです」と語る。

息子さんは、父親の思いに半ば納得しつつ、どこか腑《ふ》に落ちない様子だった。というのも、息子さんは医師で、父親には積極的な治療を受けてもらって、少しでも良くなってもらいたいと考えていたのだ。それでも、最終的には父親の強い意志を受け入れ、息子さんも納得してくれた。

父子とのそんなやり取りの後、僕は外で待機していた孫たち家族を診察室に招き入れ、こんなふうに話をした。

「いま、おじいちゃん本人が、手術や抗がん剤治療はしないと決めました。ご本人の気持ちを尊重してあげましょう」

家族もその場で受け入れてくれた。みんなが「これで良いんだ」という顔をしていた。その様子を見て、男性は嬉《うれ》しそうな、安堵《あんど》の表情を浮かべた。そして僕の手を握って「ありがとう」と言ってくれた。

診察から三カ月ほどが経《た》ったころ、一通の手紙が届いた。差出人は息子さん。どうやら、男性は大往生だったそうだ。

最期《さいご》の瞬間には、看取《みと》る家族に対して「ありがとう。思い残すことはないよ。仲良くね」と語ってくれたという。男性は家族に感謝し、息子さんは父親だけでなく、僕にも感謝をしてくれた。そんな手紙だった。

まさにＰＰＨ、ピンピンヒラリだ。彼はぎりぎりまでピンピン生きて、ヒラリと身をかわすようにあの世に逝った。人間はいつか死がやってくる。もちろん僕にもだ。最後までやりたいことをやりきる。そして「グッバイ、サンキュー」といって、ヒラリとあの世に逝けたら、いいなと思っている。

男性は「死」を遠ざけず、人任せにせず、自ら選択した。まさにこの男性のような〝生き方〟こそが「死」に向き合うということなのだ。

人任せにしない生き方

東京都内において、五〇人の若い医師たちで在宅ケアをしているグループに、ガウンやマスクを送る支援をした。彼らの考え方に、とても心を揺さぶられたからだ。彼らは、約五〇〇〇人の在宅の患者さんを二四時間体制で見ている。その多くは高齢者だ。彼らのような患者さんたちは、もし新型コロナウイルスに感染しても、病院に行きたくない、家にいたいという人たちがほとんど。自分で判断のできる九九％の方は、家でできるだけの治療を受けたいと言うと聞いた。

自宅での治療を希望する人がいる以上、在宅医療の専門医たちはなんとかその要望に応えたいと思っている。在宅ケアに関係する学会の調査では約半数の医師が、希望があれば在宅で治してあげたいと答えている。だから、看護師やヘルパーや一緒に生活する家族に感染を起こさせないために、ガウンやマスクなどの防護用品が必要なのだ。

国の力はまだ病院を支援することで精いっぱいで、在宅ケアや介護施設に物を送る力はないようだ。なんとかしてあげたいと思った。

それは僕自身が仮に脳卒中で在宅ケアを受けているとき、もし新型コロナウイルスに感染してしまったら、僕も家にいたいと思うのではないかと思ったからだ。

志村さんも岡江さんも、家族と最後の挨拶すらできなかった。

アメリカのデータでは、六十五歳以上の感染者のうち、重症肺炎になった人は、人工呼吸器につないで救命しようとしても、九七%は救命できなかったという。

そう考えると、できるだけの治療を自宅で受けるほうが僕の性格に合っているのではないかと思う。

いのちの考え方はそれぞれ違っていい。やはり病院へ行きたいという本人の気持ちも、家族が病院に入院させたいという気持ちもそれぞれだ。

いのちのあり方を一色にしてしまうことが危険だ。多様ないのちの選択をできる社会にしていくことが大事。丁寧にその人らしく、最後まで生き切ろうとしているところに、いい「死」がくるのだと確信しながら、この本を書いてきた。

新型コロナウイルスの世界的な感染爆発によって、僕たちが暮らす世界は、あらゆる面で大きな転換期を迎えた。新型コロナは、さまざまな潜在的な課題を顕在化させたのだ。

コロナ後の世界は、新しい価値観や仕組みによって、コロナ以前の世界とはまったく別の世界になるはずだ。その時に、一人ひとりがきちんと「死」に向き合えるようになっているべきだと僕は考えている。もっと言えば、コロナ後の新たな世界は、もう一度「生」と「死」を捉え直すことから始めるべきなのではないだろうか。

「死」をやみくもに恐れる必要はない。遠ざける必要もない。「死」は人生にとって大切な一瞬であり、人生の大事業なのだ。


だからこそ、元気なときに一度、自分流の「死」を考えてみてほしい。

手始めに延命治療をするかどうか。死ぬ場所はどこがいいか。一つでも自己決定をしてみると、生き方が人任せじゃなくなる。自分が人生の主人公になれる。

「死」は「生」を輝かせてくれる。そう信じている。

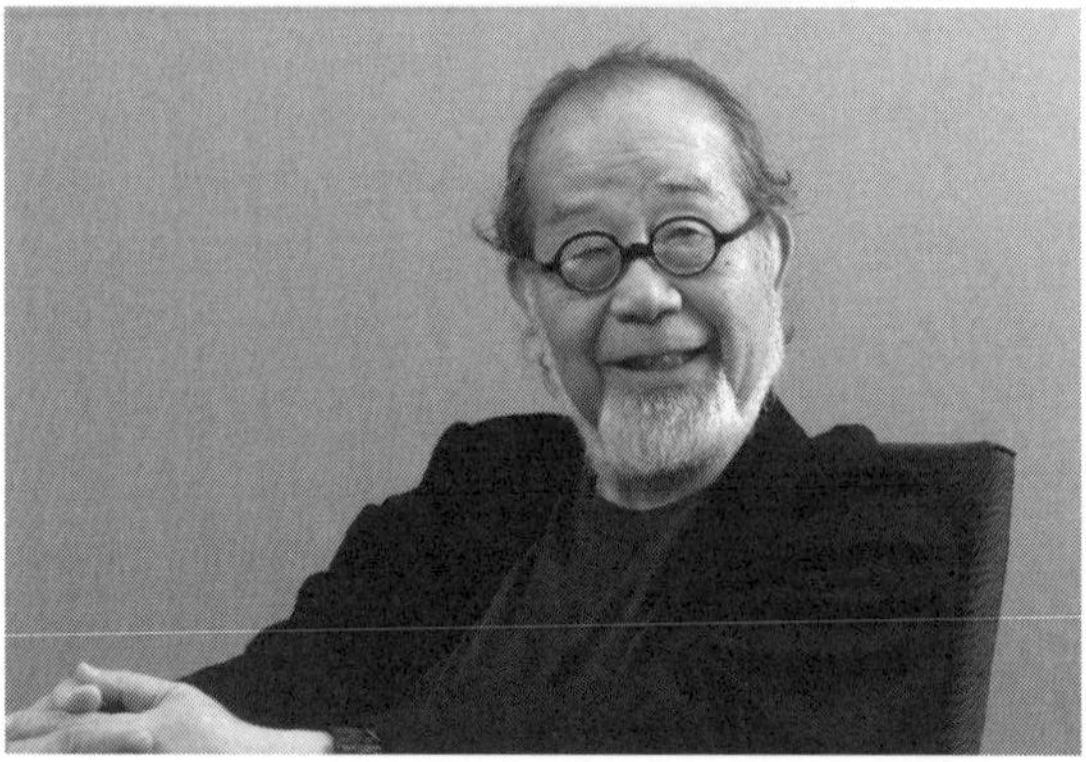

鎌田 實　かまた・みのる

1948年東京都生まれ。東京医科歯科大学医学部卒業後、諏訪中央病院へ赴任。30代で院長となり、潰れかけた病院を再生させた。「地域包括ケア」の先駆けを作り、長野県を長寿で医療費の安い地域へと導いた。現在、諏訪中央病院名誉院長、地域包括ケア研究所所長。

一方、チェルノブイリ原発事故後の1991年より、ベラルーシの放射能汚染地帯へ100回を超える医師団を派遣し、約14億円の医薬品を支援（JCF）。2004年からはイラクの4つの小児病院へ4億円を超える医療支援を実施、難民キャンプでの診察を続けている（JIM-NET）。

東北はもとより全国各地の被災地に足を運び、多方面で精力的に活動中。ベストセラー『がんばらない』他、著書多数。

本書は、月刊「潮」二〇一九年三月号から二〇二〇年五月号まで連載された「鎌田實の『輝く人生の終い方』」を加筆、修正し、単行本化したものです。

コロナ時代を生きるヒント

2020年７月20日　初版発行
2021年３月16日　２刷発行

著　者　　鎌田 實
発行者　　南 晋三
発行所　　株式会社潮出版社
〒102-8110
東京都千代田区一番町6　一番町SQUARE
03-3230-0781（編集）
03-3230-0741（営業）
振替口座　00150-5-61090
印刷・製本　中央精版印刷株式会社

ISBN978-4-267-02253-1 C0095